AF298035

INSTRUCTION

POUR TRAITER,

LES FRACTURES DES EXTRÉMITÉS.

ERRATA.

Pag. 13 lig. 3 encore à 3 lignes, *lis.* environ à 3 lignes.

————— 17 manifestoit par des mouvemens — supprimez
par

Pag. 15 note 4 minutieuse, indispensable dans *lis.* minutieuse.
Dans

Pag. 16 lig. 9 inférieure à un pouce *lis.* inférieure. A un
pouce

——— 31 — 1 latérale en haut *lis.* latérale, est en haut

——— 32 — 11 deux planchettes, *lis.* deux bandelettes

——— 48 — 5 en assujettissant qui enveloppe *lis.* en assujettissant la toile qui enveloppé

Pag. 49 au bas de la page. l'sgraffe E F I *lis.* l'agraffe E fig. 7.

Pag. 50 lig, 2 même correction.

——— 60 — 12 fragment intérieur *lis.* fragment inférieur

——— 64 *lisez la note ci-après ,*

(*) On aura toujours, et autant que possible, recours aux
attelles pour les fractures des extrémités supérieures, même les
compliquées, afin de permettre aux malades de se lever. Il
faudra aussi s'en servir exclusivement pour les fractures chez les
enfans en bas âge : on conçoit que l'appareil de suspension ne
leur iroit nullement et seroit ridicule. Hors ces deux cas, la
prédiction de M. Sauter, relativement aux attelles, pourroit
bien se réaliser.

Pag. 74 lig. 9 a. b. c. *supprimez* a.

——— 93 — m'a souvent fourni *supprimez* souvent

INSTRUCTION

POUR TRAITER,

SANS ATTELLES,

LES FRACTURES DES EXTRÉMITÉS,

Principalement celles qui sont compliquées, et celles du col du fémur, d'après la méthode inventée par M. SAUTER,

AVEC LA DESCRIPTION DE NOUVEAUX INSTRUMENS POUR LA LIGATURE DES POLYPES.

Traduction libre de l'allemand faite par le Dr. MAYOR, chirurgien de l'hospice cantonal, membre du grand conseil et du conseil de santé du Canton de Vaud.

La médecine ne néglige aucun des faits qui semblent lui promettre quelque amélioration dans les moyens d'arriver à son but : mais avant d'en rien conclure elle les soumet soigneusement au creuset de l'expérience et ne prononce son jugement qu'après l'observation réitérée de résultats positifs et évidens. —
Introd. au Diction. des sciences médicales.

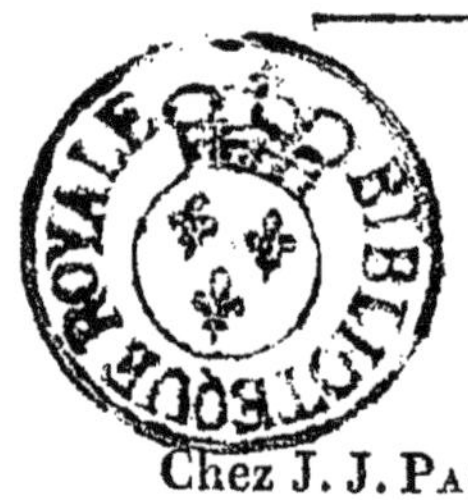

A PARIS,

Chez J. J. PASCHOUD, Libraire, Rue Mazarine, N.º 22.

ET A GENÈVE,

Chez le même, Imprimeur-Libraire.

1813.

A Monsieur *L. JURINE,*

Ex-Chirurgien en Chef de l'Hôpital Général
de Genève, et Chirurgien consultant du
dit Hôpital; Professeur d'accouchement
et de zoologie. Membre du Juri de Médecine, de la Société des Arts, de Physique et d'Histoire naturelle de Genève,
et de celle d'émulation du Canton de Vaud
en Suisse. Associé des sociétés, Philo-
matique, d'Histoire naturelle, de Médecine de Paris, de Venise, et de celle de
Médecine pratique de Montpellier. Correspondant de l'Institut national, de l'Aca-
démie impériale de Turin, de la Société
des Scrutateurs de la nature de Berlin,
de celle des Sciences et Arts de Lille,
et de celle des Naturalistes de Hanau.

*Permettez-moi, Monsieur,
de vous dedier la traduction
libre que j'ai faite de l'ouvrage
allemand de M. Sauter, sur*

il

une nouvelle méthode de réduire les fractures des extrémités, et veuillez l'agréer
comme un hommage rendu à
votre humanité, et comme
un tribut de mon amitié
et de ma reconnoissance.

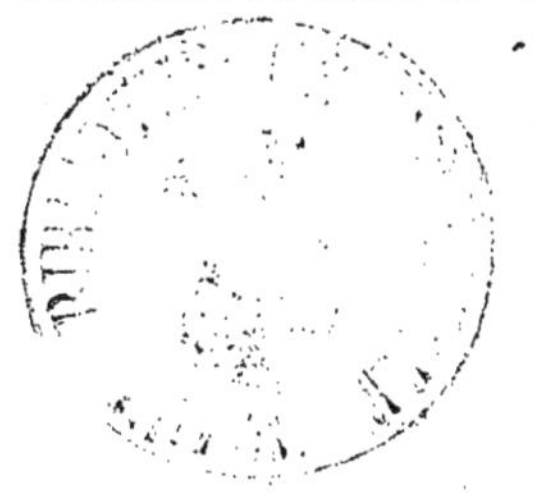

Votre très-humble et très-
obéissant serviteur,

MAYOR.

Lausanne, ce 7 décembre
1812.

INSTRUCTION

POUR TRAITER,
SANS ATTELLES,
LES FRACTURES DES EXTRÉMITÉS.

Qui auroit pu supposer que le traitement des fractures, corrigé et perfectionné par les praticiens les plus instruits de toutes les nations, n'eut cependant pas encore atteint le point de perfectionnement qui permet de pouvoir compter sur des succès constans, en suivant exactement les procédés indiqués? Et qui auroit pu croire qu'on proposât une nouvelle méthode de traiter les fractures, même les plus compliquées, en proscrivant l'usage des attelles?

C'est néanmoins ce que vient de faire le Dr. Sauter, dans une brochure ayant pour titre, *Instruction pour traiter sûrement, commodément et sans attelles, les fractures des extrémités, particulièrement compliquées et celles du col du fémur, d'après une méthode nouvelle, facile, simple, et peu coûteuse; par le Dr. SAUTER, premier physicien de la ville et du district de Constance, dans le grand-duché de Bade, correspondant de la société de médecine et d'histoire naturelle de la Souabe, membre honoraire de la société correspondante des médecins et chirurgiens en Suisse, et de celle de Sydenham à Halle; avec 5 planches. A Constance 1812.*

Il faut l'avouer, cet ouvrage fait beaucoup d'honneur à ses connoissances, et à son habilité; ses procédés sont si simples, si ingénieux si faciles; ils diminuent tellement les douleurs inévitables et vives des malheureux atteints de fractures, que je crois rendre service à ceux qui ne comprennent pas l'allemand, en traduisant cet excellent ouvrage, ou, pour parler plus juste en en donnant seulement un extrait, élagué de tout ce qui ne m'a pas paru essentiellement utile (1).

---

(1) Mon ami, M. le Dr. de Pury, médecin du prince de Neuchâtel, se proposoit de traduire cet ouvrage, si ses occupations multipliées ne l'en eussent empêché. Personne, mieux que lui, n'auroit réussi dans cette entreprise

Après m'être bien pénétré de l'utilité, de cette nouvelle méthode je ne tardai pas à trouver l'occasion de la mettre en pratique J'avois depuis dix jours à l'hospice cantonal un malade auquel la chute d'un tonneau rempli de chaux avoit brisé les os de la jambe, à trois travers de doigt au-dessous du genou. On conçoit que tout le membre avoit reçu une violente contusion; l'engorgement fut, en effet, considérable; il y eut un abcès et des phlyctenes dans les environs de la fracture, etc. etc. L'emploi de cette méthode répondit parfaitement aux espérances que j'avois conçues, et le reste du traitement, jusqu'à la parfaite consolidation ne fut plus qu'un jeu, pour le chirurgien et pour le patient.

D'autres chirurgiens ont apprécié, comme moi, l'utilité du procédé de M. Sauter, à en juger du moins par un avis imprimé à Basle et conçu en ces termes :

« Puisque les avantages multipliés de cette
» nouvelle méthode curative se font sentir
» à la simple inspection de l'appareil, que ne
» sera-ce pas lorsqu'on pourra se convaincre,
» au lit du malade, de ses effets bienfaisans!

» Nous en avons eu une occasion favorable,
» à notre hospice, au sujet d'un malade
» qui y avoit été traité une année aupa-
» ravant pour une première fracture, et qui
» a pu, dans cette seconde, faire par sa
» propre expérience la comparaison des mé-
» thodes curatives. D'après les nombreux et
» heureux résultats de cette nouvelle mé-
» thode, il est probable que le chirurgien
» instruit proscrira à l'avenir comme inu-
» tiles, toutes les machines à torture en
» usage jusqu'à présent (2) ; et il est certain
» que les infortunés de même que tous les
» amis de l'humanité en béniront l'inventeur.

Signé MIEG, chirurgien de l'hospice.

L'appareil consiste, pour les fractures de
jambe, dans une petite planche suspendue
au plafond par des cordes appliquées aux
quatre coins ; le membre fracturé repose sur
cette planchette que l'on couvre d'un sachet
rempli de balle d'avoine : la jambe est fixée

---

(2) On doit espérer que la Chirurgie Françoise
ne tardera pas à adopter ce nouveau procédé.

sur cette planche par trois liens, dont le premier embrasse le genou, le second entoure le pied et le troisième appuie l'os dans le voisinage de la fracture. Tout le membre, d'ailleurs, reste libre et absolument à découvert jusqu'à parfaite guérison ; dans le cas de fractures simples et transversales, cet apppareil, non-seulement est suffisant, mais encore il n'est pas absolument nécessaire d'y retoucher pendant tout le tems que dure le travail de la consolidation (3).

Toutes les circonstances se réunissent pour rendre cette nouvelle méthode extrêmement précieuse. D'abord le membre fracturé est suspendu de manière à pouvoir obéir sans aucune secousse douloureuse à la plus légère impulsion et au plus petit mouvement imprimé à la partie lésée. Le malade peut s'asseoir, se lever même sans déranger les fragmens

---

(3) L'appareil que j'ai appliqué à mon malade, n'a plus été ni changé, ni dérangé jusqu'à la fin du traitement, et il est resté environ cinq semaines en place. Peudant tout ce tems le malade a pu seul se mettre sur sa chaise à côté de son lit, chaque fois qu'il en a eu besoin.

mis en contact, et sans occasionner de ti-
raillemens douloureux dans le membre. Un
second avantage c'est de pouvoir, dans la
plupart des cas, se passer complètement de
bandes, de bandelettes, de remplissage de
toute espèce et surtout d'attelles, dont le
poids et la compression occasionnent toujours
de la douleur, surtout dans les fractures compliquées. Un troisiéme avantage inappré-
ciable, c'est de pouvoir à volonté inspec-
ter la fractures sans en déranger l'appareil.
Il ne peut rien s'y passer qui ne soit immédiatement aperçu; par le chirurgien, les
assistans, et le malade lui-même de sorte
qu'on peut y remédier à l'instant. Un quatrième avantage c'est de se procurer facilement à peu de frais un appareil qui s'applique très-aisément et exige moins d'adresse et
de connoissance de la part de l'homme de
l'art, qui, à la rigueur, peut se passer d'aides.
Tous ces avantages seront facilement appré-
ciés, et nous les ferons encore mieux sentir
dès qu'on connoîtra plus en détail le mécanisme simple de cet appareil, qui est surtout
recommendable pour le traitement des fractures compliquées.

Ce fut en Mai 1800 que M. Sauter l'ima-
ina pour une fracture qui commençoit
ncore à trois lignes au-dessus de la malléole
terne, se dirigeant obliquement en haut
ers le péroné également fracturé à trois
ouces au-dessus de la malléole externe.
Voyez le dessin de cette fracture à la Pl. 1,
g. 1.)

Les tégumens du tibia étoient déchirés
ans toute la largeur de cet os, dont le bout
upérieur étoit complétement dénudé et sor-
oit au-delà d'un pouce à travers la plaie; à
haque mouvement on voyoit le sang jaillir,
e pied étoit fortement retiré en dehors et
n haut par la puissance musculaire; et dès
u'il étoit libre et abandonné à lui-même
l se manifestoit par des mouvemens convul-
ifs, et un tremblement dans tout le membre;
e péroné étoit écarté du tibia, le ligament
nter-osseux déchiré, et les parties molles
ort lésées.

L'appareil ordinaire des fractures avoit été
ppliqué cinq fois tout à fait infructueusement,
uisque malgré les attèles, les compresses, etc.
ariées de toutes manières, on trouvoit tou-
ours à chaque pansement, le fragment supé-

rieur du tibia faisant saillie et chevauchant
d'environ un pouce ; la jambe étoit d'ailleurs
couverte d'une rougeur érysipélateuse , et
de phlyctênes répandues çà et là ; enfin il y
avoit de tems en tems des mouvemens con-
vulsifs qui pouvoient faire craindre le tetanos.
Ce fut alors que M. Sauter , réfléchissant sur le
mécanisme et la manière d'agir des différentes
machines recommandées en pareil cas , par les
auteurs , imagina celle dont on va lire la description et de laquelle il obtint des résultats
qui surpassèrent ses espérances , puisque dès
qu'elle fut appliquée , la fracture fut maintenue
réduite , et qu'après sa cure le malade put au
bout de six semaines se soutenir sur son pied
ankylosé.

Cette machine varie suivant le membre
fracturé ; ainsi elle diffère pour la jambe ,
pour la cuisse , pour le col du fémur ;
etc. ; mais son mécanisme est toujours
le même. Nous commencerons par décrire
celle qui convient aux fractures de la jambe ;
puisqu'elle est la plus simple et elle sert de
base à toutes les autres , qu'elles qu'en soient
les modifications.

Elle consiste en une planchette (voyez

Pl. V, fig. 1. *a. a.*) longue de 24 pouces et large de dix. On la prend de sapin ou d'autre bois tendre, afin que des vis puissent facilement y être introduites partout et dans tous les sens, avantage qu'on n'auroit pas avec du bois dur (4). A chaque angle de cette planchette l'on pratique un trou, *b b b b*, pour pouvoir y passer des cordes ; à l'une des ex‑trémités l'on y creuse deux mortaises *c c.* distantes l'une de l'autre, de quatre pouces et à un pouce et demi du bord inférieur de la petite planche, destinées à recevoir les tenons du sous-pied, fig. 2. L'on perce ces mortaises un peu obliquement de ma-nière que le sous-pied fasse avec la plan-che un angle de cent deux à cent cinq degrés, comme on le voit à la fig. 3. Dans un cas de nécessité l'on peut faire soi-même ces trous avec un perçoir, et arrondir égale-ment les tenons du sous-pied. Si l'on veut avoir

____

(4) Je prie le lecteur de ne pas se rebuter par l'ari-dité d'une description longue et minutieuse indispen-sable dans une matière de cette importance, il faut nécessairement faire apprécier et connoître les plus petits détails.

une machine qui puisse servir indistinctement
à des grands et à des petits individus, comme
la fig. 1 le représente, l'on fera quatre mortaises de plus, à un ou deux pouces de distance des deux premiers *cccc*. Au moyen de
ces six trous l'on peut varier la longueur de
la petite planche, et fixer le sous-pied à volonté plus près ou plus loin de l'extrémité
inférieure à un pouce de distance en haut ;
et dans la même direction, l'on creuse les
rainures à jour *d d* qui ont quatorze pouces,
plus ou moins, de longueur, pour s'en servir
selon le besoin.

Pour prévenir la douleur du talon, on pra-
tiquera en outre un trou ovale de trois pouces
de long sur un et demi de large, près du
sous-pied E (5).

Le sous-pied, Pl. V, fig. 2, est fait de deux
montans *a a* de bois dur, de onze pouces
de longueur sur trois quarts de pouce d'é-
paisseur, réunis par deux traverses *b b* ; on
en fixe les extrémités par des tenons *c c*, fig. 1,
en observant de leur donner la direction d'un

---

(5) Je ne vois pas l'utilité de ce trou ; l'arrangement
du sachet de balles d'avoine peut y suppléer dans tous
les cas.

angle de cent cinq degrés, comme le représente la fig. 3 , Pl. V, etc.

On suspend cette machine au moyen de
deux cordes longues chacune d'environ six
pieds. On passe les deux bouts de l'une
d'elles dans les deux trous bb de l'extrémité
supérieure de la planchette; fig. 1 , Pl. V, et
on les fixe solidement; on en fait de même avec
l'autre corde à l'extrémité inférieure; on attache ensuite chaque corde par le milieu au
bout d'un bâton qui doit avoir la longueur
de la planchette, (Pl. I. fig. 2 , f.)

Le nœud s'en fait comme il est représenté
à la fig. 4 Pl. I. Avec ce nœud on peut très-
facilement et sans rien détacher, donner à la
petite planche la position horizontale. A
chaque extrémité du bâton f on noue une
petite corde, que l'on passe dans une vis
fixée au plafond. Par le moyen de ces deux
cordes on peut soulever toute la machine,
jusqu'à ce qu'elle ait la hauteur convenable;
puis on arrête solidement les cordes.

On peut aussi remplacer la vis du plafond
par une poulie, ce qui est plus commode;
dans ce cas on la fixe d'abord verticalement, à
l'endroit qui correspond au milieu du membre

fracturé ; l'on attache ensuite à l'un des bouts
du bâton *f* l'extrémité d'une longue corde
qu'on fait passer dans la poulie, et de là à l'autre
bout du bâton *f*, où on l'arrête après que la
machine a été élevée convenablement. Avant
tout, on aura eu soin d'arranger le lit de
manière qu'au-dessous et aux côtés de la planchette, il n'y ait rien qui puisse en empêcher
les mouvemens, et que cependant la jambe
fracturée soit au niveau du corps et dans une
situation commode. Pour cela on plie suivant
sa largeur un matelas en deux qui n'occupe
que la moitié supérieure du lit, l'inférieure
devant rester vuide. On garnit ensuite d'un
matelas étroit la partie de ce vide qui correspond à la jambe saine, afin qu'elle soit convenablement soutenue ; à défaut de ce matelas
on peut se servir de sacs remplis de balle
d'avoine, de paille hachée, de lits de plumes,
d'oreillers, etc. (6).

---

(6) Dans les hôpitaux on pourroit avoir des matelas
tronqués dans leur quart inférieur et latéral, en conservant la partie qu'on en auroit retranchée pour y
être rapportée au moment de la réduction de la
fracture.

Lorsque le lit et la planchette sont ainsi préparés, on place sur cette dernière un des sachets dont nous venons de parler, qui s'étend du sous-pied jusque sous le jarret.

Si la fracture n'est pas compliquée d'une plaie considérable, qui nécessite de renouveler chaque jour le sachet, et si elle offre assez de stabilité pour permettre qu'on puisse soulever le membre sans inconvénient, un seul sachet sera suffisant; mais dans le cas contraire, et lorsque l'obliquité de la fracture est telle qu'on ne peut, sans danger, suspendre un instant l'extension, et détacher les bandages extensifs, l'on prend alors plusieurs sachets d'un à deux pouces de largeur, qu'on arrange en travers et les uns à côté des autres, jusqu'à ce que la planchette en soit garnie; celui qui doit se trouver sous le jarret peut avoir plusieurs pouces de largeur ; ces sachets, suivant les différens cas, doivent être plus ou moins remplis de balles d'avoine, ou d'épautre, afin de pouvoir donner au membre, et à ses différentes parties une position convenable et plus ou moins élevée. Ceux par exemple qui seront sous le gras de jambe, seront moins remplis, et ceux sous le tendon d'achille le seront davantage. Au moyen de ces différens petits sachets il sera facile de sortir ceux qui seroient salis et de les remplacer par de nouveaux, sans être obligé d'imprimer aucun mouvement au membre, et sans déranger un seul instant ses rapports avec la planchette ; de sorte qu'on pourra à volonté changer tous ces sachets, et en obtenir le grand avantage de pouvoir réduire, panser, nettoyer et traiter, seul et sans aide, jusqu'à parfaite guérison, . les fractures les plus fâcheuses..... Pour peu qu'on réfléchisse aux inconvéniens attachés aux mains d'aides maladroits et peu intelligens, comme le sont ceux des campagnes, on sentira d'autant mieux tout le prix de cet avantage.

L'appareil ainsi disposé, on prépare le lien d'extension fig. 4, Pl. V, de la manière suivante : on prend une bande de toile souple et forte, longue d'une aune et large de deux pouces, qu'on plie par le milieu; on fait de chaque côté un renversé *c.c.* de manière qu'il y ait entre ces deux renversés un intervalle *b* de 4 à $4\frac{1}{2}$ pouces ; cet intervalle peut être plus ou moins long, suivant que le pied est plus ou moins gros et épais. Les renversés *c. c.* qui doivent former un angle droit, avec la partie *b*, seront cousus d'une manière solide ; sur l'un deux on cout également un bout de bande de même largeur, et long de 8 pouces, de sorte qu'il fasse un angle droit avec ce renversé. On peut préparer facilement ce bandage, et en avoir provision (7).

Voici maintenant la manière de faire usage de cette bande. On la place sur le sachet, de sorte que les deux bouts *a. a.* pendent de chaque côté du sous-pied, et que sa partie moyenne *b* soit appliquée un peu au-dessus du talon ; la bande *d* est conduite par dessus le tarse sur le côté opposé, et y est solidement cousue à l'angle du renversé *o*, mais de manière qu'elle ne serre point, et qu'elle appuye cependant exactement. La fig. 2, Pl. I, et la fig. 2, Pl. IV indiquent son application. Il faut encore préparer au besoin quelques bandelettes de toile de deux pieds de longueur sur un ou deux pouces de largeur;

---

(7) On y supplée aussi avec une bande ordinaire que l'on passe autour des malléoles, comme dans la machine à extension de Desault.

qui seront les bandelettes de direction destinées à forcer l'os à prendre celle qu'on
voudra lui communiquer.

Tel est l'appareil destiné aux fractures de
la jambe, simples ou compliquées ; il sera
toujours facile de se le procurer, ou de le
préparer soi-même en cas de besoin urgent,
Voyons maintenant la manière de l'appliquer,

On place d'abord sur le lit (8) la petite
planche dans l'endroit où doit rester la jambe
malade, on la recouvre d'un ou de plusieurs
sachets ; on met ensuite la bande extensive en
situation convenable, puis on pose le membre
fracturé de manière que le talon soit à la distance d'un ou de deux pouces du sous-pied,
et que l'extrémité supérieure de la planchette
atteigne le jarret. Après avoir encore bien

---

(8) On vient d'indiquer la manière de préparer ce
lit. Or comme il est évident que dans l'endroit qui
répond au membre fracturé, il existe un vide, il est
nécessaire, pour que la petite planche puisse y être
placée pendant la réduction et l'application de l'appareil, que ce vide soit momentanément rempli par
une chaise, une planche mise en travers, ou par tout
autre moyen propre à fixer la machine.

examiné la fracture et ses rapports, le chirurgien sera alors à même de porter un jugement sur la direction qu'il doit donner aux puissances extensives, contr'extensives, et aux bandes de direction. De ce jugement dépendra tout le succès du traitement, car si le chirurgien se trouve embarrassé, ou se trompe, l'auteur le regarde comme indigne de ce titre, et prétend qu'il ne pourra jamais soigner convenablement une fracture quelque soit la méthode qu'il emploie.

Pour se faire une juste idée des effets mécaniques qui résultent de l'extension et contr'extension des bandelettes de direction nécessaires dans cet appareil, il faut considérer que l'extension s'opère par la bande fixée autour de l'articulation du pied, et la contr'extension se fait par celle qui l'est autour du genou, contr'extension qui est encore augmentée par la résistance que la jambe éprouve sur la planchette, où elle est d'ailleurs fixée par d'autres liens. Cette résistance est plus considérable qu'on ne le pense au premier aperçu, et la crainte qu'elle ne soit pas suffisante disparoît bientôt, en suivant les procédés indiqués. Le mode d'action de ces bandes,

et de celles dites de direction repose sur la
théorie du levier. C'est ici un levier du
second genre ; le point d'appui est dans la
partie supérieure du membre, fixée solidement contre la planche : la résistance est
dans l'endroit de la fracture, et la puissance
se trouve dans la bande d'extension. Trois
bandes sont en conséquence absolument nécessaires pour produire cet effet. Deux d'entr'elles, l'une au haut, l'autre au bas de la
jambe, seront constamment dirigées sur le
même côté de la planche ; la troisième, placée au milieu, aura une direction opposée.
La fig. 1, Pl. III, indique l'usage le plus
simple de ces bandes.

Pour savoir de quel côté de la planche il
faut conduire les unes et les autres de ces
bandes, il n'y a qu'à faire attention de quel
côté la fracture est rentrée et donne au
membre une forme concave : c'est du côté
opposé, vers la partie saillante et convexe,
qu'on dirige les bandes supérieures et inférieures. Celles du milieu, qui opèrent la résistance doivent au contraire toujours être
conduites dans le sens opposé ; c'est-à-dire,
vers la partie rentrante et concave du membre :

la fig. 5 , Pl. III , met la chose dans tout son jour.

On commence par appliquer au-dessous du genou la bande , fig. 2 *d* Pl. I, que l'on attache à une vis, en haut et sur le côté de la planchette , et assez fortement, pour que le membre y reste fixé au milieu; la bande-lette *E* de la fig. 2 , Pl. I, ou *b* de la fig. 1, Pl. III , sera ensuite fixée du côté opposé de la planchette d'une manière peu serrée ; puis on arrange la bande extensive comme il a été indiqué plus haut ; on la fait passer autour d'un montant du sous-pied, en en confiant les bouts à un aide , ou en les attachant d'une manière lâche.

Lorsque tout est ainsi disposé , on procède à la réduction. Pour cet effet , l'on fait tenir par un aide le membre près du genou , de sorte qu'il soit immobile sur la planche et ne glisse pas en bas ; ensuite le chirurgien saisit le pied, ainsi que les bouts de la bande extensive , fait l'extension convenable , et attache solidement la bande sur celui des montans du sous-pied que l'état de la fracture a indiqué , puis on règle les autres bandes que l'on serre suffisamment, surtout celle vis-à-vis de la fracture. Il est rare, dans les cas ordinaires, que l'on ait besoin d'autres manipulations pour la réduction qui s'opère et se termine sans douleur, sans bruit, sans une foule d'aides, et avant que le patient se doute qu'elle soit commencée.

S'il arrivoit, cependant, que l'on rencontrât quelques difficultés pour replacer convenablement les extrémités fracturées, l'on confieroit alors la bande extensive à un aide qui tireroit dessus, tandis que le chirurgien, avec ses mains devenues libres, lèveroit tout obstacle, et fixeroit ensuite solidement la bande, que l'aide aura constamment tenue dans une forte extension. Le plus souvent l'on n'a besoin que de ces trois bandes, cependant il peut arriver que quelques autres bandelettes soient nécessaires. Si la fracture est en travers, les trois bandes ci-dessus ne devront point être trop serrées, et n'exerceront ni pression, ni extension, il suffira qu'elles empêchent le vacillement du membre sur la planchette, et qu'elles maintiennent ces deux parties dans un rapport parfait; ce qui devient d'autant plus facile, que la machine et le membre sont l'un et l'autre en suspension libre, et que les mouvemens du malade ne peuvent agir que sur l'appareil mobile, sans influer sur la fracture.

Les complications des fractures en travers n'exigent pas d'autres procédés que celui qui vient d'être indiqué, bien entendu que les complications étant une chose à part, devront être traitées suivant les règles de l'art et suivant les circonstances ; ce qui devient extrêmement facile puisque l'appareil n'y met jamais aucun obstacle.

Les fractures obliques de la jambe exigent il est vrai, avec cette méthode plus d'attention, que celles qui sont en travers, et cela d'autant plus, que le degré d'obliquité est plus considérable.

Ces sortes de fractures ont été jusqu'ici une pierre d'achoppement pour les chirurgiens. Ils se sont efforcés à l'envi d'inventer de nouveaux procédés, de plus en plus convenables. Unzer Posch Pieropano, Gooch, Ait-ken, Bottcher, Walther, etc. décrivent et recommandent des machines particulières. Desault indique aussi un appareil ; Leroy eut même la singulière idée de fixer les fragmens avec un fil d'or ; Bernstein veut qu'on ait recours à d'autres moyens, et que ceux connus jusqu'ici sont insuffisans, etc.

Toutes ces fractures se guérissent par cette méthode d'une manière également simple, facile et sûre, pourvu que l'extension soit continuée convenablement et sans interruption. Pour obtenir cet effet, il faut que les bandes sous le genou et aux environs de la fracture soient serrées plus fortement, et quelles soient dirigées un peu obliquement vers le haut du membre, afin d'offrir à la bande extensive une résistance suffisante.

Quoique cette manière de faire l'extension et de la soutenir ait toujours suffi à M. Sauter dans le traitement des fractures obliques, même très-fâcheuses, il pourroit cependant arriver que le concours de quelques circonstances particulières la rendit insuffisante. Dans ce cas il faudroit fléchir le genou de manière que la planchette vint s'arc-bouter contre la cuisse, ou bien prendre une planchette plus longue qui dépassât le genou de quelques pouces, sous lequel on conduiroit une bande qui seroit dirigée au-dessous des condyles du tibia et de la tête du péroné, et fixées solidement à la partie supérieure et latérale de la planchette. L'on peut aussi, attacher une semblable bande au-dessus du genou.

Lorsqu'on a pris pour la contr'extension toutes les mesures nécessaires, on tire fortement sur la bande extensive, tout en donnant au membre la direction convenable. On fera soigneusement attention au mode d'agir de chaque bande, afin qu'aucune ne soit ni trop, ni trop peu serrée. Il est extrêmement facile de les régler chaque jour, sans déranger le moins du monde le membre et la fracture. Il faut de même avoir grand soin que la peau ne soit pas lésée par la trop forte pression des bandes, ce qui peut facilement arriver par une légère inadvertence. L'on peut au reste facilement prévenir cet effet, puisque les bandes de la jambe peuvent toutes se changer aisément. Pour cela et à l'aide d'une spatule on en passe une nouvelle sous le membre tout près de celle que l'on veut ôter, et on l'attache à une vis particulière, au-dessus ou au-dessous de la première, qui sera ensuite enlevée. Mais la bande extensive donne beaucoup plus de peine, et si l'on est obligé de la laisser long-tems en place

et fortement serrée, le talon peut alors facilement s'excorier. Il faut que le chirurgien
mette tous ses soins à prévenir cet accident;
dans ce but il préparera un léger coussinet
de crin ou de coton, qu'il mettra sous la
bande, dans l'endroit où elle touche le talon.
Cependant, si la bande reste trop long-tems
appliquée, et fortement serrée, il peut se
faire que, malgré cette précaution, la
peau soit néanmoins entamée. Dans ce cas,
on doit suppléer par de nouvelles bandes
dont on variera les dimensions, afin que la
compression ne se fasse pas de la même manière, et on les appliquera surtout, suivant
le besoin, tantôt au-dessus, tantôt au-dessous
de la bande que l'on se propose d'enlever; on
pourroit aussi avoir recours à une espèce de
bas lacé (ou de guêtre) aux côtés duquel
on fixeroit des liens nécessaires (9).

Il est d'ailleurs des espèces de fractures
en bec de flûte, dont l'obliquité, au lieu d'être

---

(9) Ce seroit peut-être ici le cas de faire usage de
la bande dont Desault se sert autour et au-dessus des
malléoles, lors de l'application de son appareil à extension continuée.

latérale en haut ou en bas (fig. 2 , Pl. III),
ce qui exige une application différente des
bandelettes ; dans ces cas là , et quoique ce
soit toujours dans une extension forte et continuée que repose la cure, néanmoins l'on
conçoit que des bandelettes qui s'opposent à
l'écartement des fragmens, et qui repoussent
par exemple, le supérieur contre l'inférieur,
peuvent être d'une très-grande utilité : c'est
dans ce but que sont faites les rainures à jour
(Pl. V, fig. 1, *d d.*). Si l'on est dans le cas
d'avoir besoin de ces rainures , on porte un
lien d'un pouce de large et d'une aune de
long, près de la fracture , sur la partie du
membre que l'on cherche à refouler contre
la planchette; l'on engage chaque bout du
lien dans une de ces rainures , et en passant
sous la planchette, on les ramène pour les
fixer à une vis ; au moyen de ce lien l'on
maîtrise plus efficacement et plus énergique-
ment les fragmens disposés à s'élever, que
par quelque attelle que ce soit.

Si la fracture est voisine de l'articulation
de la jambe avec le pied , et si elle est en
même tems oblique, l'application de la bande
extensive exige plus de soin, surtout s'il y a

complication de plaies. Dans ce cas on donne plus de dimension à la bande extensive, afin qu'elle n'embrasse que le pied, et qu'elle laisse en liberté les deux malléoles ; mais si la fracture est près de l'articulation du genou, de manière à ne pouvoir pas faire usage de la bande contr'extensive, il faut alors, ou faire la planche plus longue de six pouces, et la jambe étant étendue sur la cuisse, fixer tout le membre avec la planchette au moyen d'une ou deux planchettes placées au-dessus du genou ; ou enfin si l'on trouvoit plus convenable de fléchir légèrement le genou, il faudroit assujettir avec des charnières à la planchette fig. 1, Pl. V, une autre planchette de six pouces de long, au moyen de laquelle, comme dans les fractures de la cuisse dont nous parlerons bientôt, on parviendroit à donner au genou la flexion et la direction que l'on voudroit.

Les fractures de l'articulation du genou exigent le même traitement que celles de la cuisse, mais il n'est pas indispensable d'employer cette méthode pour les fractures de la rotule parce que, dans ce cas, le membre n'a pas perdu son point d'appui, et que les mouvemens du corps, si le pansement est bien fait, ne peuvent pas avoir un si mauvais effet, que dans les fractures où le point d'appui manque; néanmoins, si l'on se sert de cet appareil, on aura la plus grande sécurité puisque la petite planche qui s'étend jusqu'à l'ischion obviera à tout mouvement involontaire du membre. Dans tous les cas, la fracture de la rotule exige son appareil particulier, décrit par les auteurs, la guérison en est sûre, s'il est bien fait, si la réunion n'est point troublée par quelques fautes accidentelles, et si l'on ne se presse pas trop de faire fléchir la jambe. Dans ce cas on prolongera de quelques pouces la longueur des rainures à jour (fig. 1 Pl. V.) ensuite on conduira une bandelette au-dessous et une au-dessus du genou par ces rainures, comme il a été indiqué pour les fractures obliques de la jambe, et on fixera ainsi solidement le membre avec la planchette, de sorte qu'on rendra par là, la flexion du genou tout à fait impossible : bien entendu qu'on aura mis sur la planche un sachet de balle d'avoine.

D'après ce qu'on vient de dire on doit croire que chaque chirurgien qui se sera fait une idée de l'effet mécanique de cet appareil, pourra se conduire lui-même facilement dans tous les cas extraordinaires.

FRACTURES DE LA CUISSE.

Le *procédé* curatif pour les fractures de la cuisse repose sur les mêmes principes mécaniques que celui pour les fractures de la jambe, et il ne varie que par rapport à la différence des parties.

L'appareil pour les fractures de la jambe lui sert de base. La fig. 1, Pl. V, ainsi que le sous-pied, fig. 2, le morceau de planche, fig. 5, sont rassemblés de la manière indiquée à la fig. 2, Pl. IV. La planchette, fig. 5, Pl. V, a quatorze pouces dans sa plus grande longueur, et onze pouces jusqu'à l'échancrure E ; sa largeur est la même en bas que celle de la planchette pour la jambe ; elle a huit pouces en haut et elle est également de sapin. L'on cloue ou l'on visse à la surface inférieure de cette planche les charnières de fer *bb* (10),

____

(10) On pourroit dans un cas pressant, et afin d'être fidèle au système de simplicité de notre auteur, rem-

qui la réunissent à la planchette de la jambe.
Les rainures à jour *c c* serviront pour le
passage des bandes, comme à celle de la jambe;
à la partie supérieure et de chaque côté de
cette planche, l'on cloue une bande longue
d'une aune et demie, enfin à son échancrure
l'on cloue également un coussinet mollement
rembouré de crin ou de laine. On applique
sur chacune de ces planches un sachet de
balles d'avoine, ou si le cas l'exige on peut
faire usage des petits sachets mis en travers,
comme il a été dit pour les fractures de la
jambe.

Si la fracture est transversale et se trouve
à la partie inférieure de la cuisse, cet appareil est suffisant.

Le membre fracturé sera placé sur la planche
garnie de ses sachets et la machine sera élevée,
rendue mobile, et suspendue dans une direction horizontale. Pour cet effet on lâche tout à
fait les cordes qui répondent au genou, on applique la bande d'extension, d'après la fig. 2, C,

---

placer ces charnières de fer, par deux ou trois bandelettes de peau, ou même de forte toile, que l'on
clouroit pareillement à chacune des planchettes.

de la Pl. IV, on examine attentivement la fracture, et l'on juge quel traitement elle exige ; si
le genou doit être fléchi, combien il devra l'être,
où l'on devra mettre les bandes de direction,
et de quel côté de la planchette il faudra les
conduire ; si la fracture est transversale ou
oblique, etc. etc. Ensuite on aura soin que
l'échancrure matelassée, E, arc-boute de bas
en haut contre l'ischion, et que l'éminence
f de la planchette soit sous le grand trochanter. L'on serrera fortement, autour des
hanches, les deux bandes longues d'une aune
et demie, clouées de chaque côté, et l'on
passera sous le membre le nombre convenable
de bandes de direction ; ensuite on procédera
à la réduction qui est presque toujours très-
facile. Pour cela on fera tenir fortement par
un aide la partie supérieure de la planchette,
ainsi que la cuisse ; on conduira la bande d'ex-
tention autour du sous-pied, on la confiera à un
aide qui exécute l'extension en tirant convenablement ; le chirurgien favorisera cette extension autour des condyles, et il réduira ainsi
la fracture.

La fracture étant ainsi réduite, l'aide conti-
nuera de tirer sur la bande, et la maintiendra

tendue au même degré sans l'attacher. On fléchira ensuite la jambe en assujettissant les cordes du milieu qui soulèvent le genou (voyez Pl. IV, fig. 2.) Après cette flexion on examinera encore exactement la fracture, et si elle est bien , on assujettira la bande d'extension au sous-pied; puis on s'occupera des bandes de direction. Si la fracture est transversale , elles ne sont pas indispensablement nécessaires, puisqu'il est impossible, si l'on a suivi exactement ce qui vient d'être dit, que le membre puisse se déranger de dessus la planchette, ou vaciller en aucune manière. Mais par précaution on applique deux de ces bandes de direction, en conduisant l'une au côté interne, et l'autre à l'externe , et on les serre peu, ce n'est que dans le cas où le membre fracturé seroit courbé et entraîné par l'action musculaire d'un côté ou d'un autre, qu'il faudroit faire agir en sens opposé l'une des deux bandes de direction; au reste, l'extension étant continuée et le genou fléchi, cela ne doit arriver que très-rarement. Dans ces sorte de fractures, il est nécessaire d'entretenir un léger degré d'extension, et il n'est pas alors toujours indispensable de fléchir le genou quand la fracture est à la partie inférieure de la cuisse, quoiqu'en général cette position soit préférable; ce n'est que lorsque la fracture est fort près du genou, et en même tems très-mobile, que l'extension de la jambe sur la cuisse est absolument nécessaire; cependant une flexion trop forte seroit nuisible.

Le lit sur lequel le malade doit être couché exige un arrangement particulier. Si l'on a des matelas, on en plie un en deux, de sorte que la moitié inférieure du bois de lit reste vide. On place le malade sur le matelas, de telle manière que le bassin soit complétement dessus et que l'extrémité supérieure de la machine de suspension y repose aussi un peu; l'extrémité saine sera soutenue à la hauteur du corps au moyen d'un autre matelas fort étroit ou d'oreillers, ou de sachets de balles d'avoine.

La partie supérieure de la planche doit être supportée en partie par les cordes de la machine fig. 2, et en partie par le matelas (11), en ayant l'attention que la partie inférieure ne puisse pas dans ses mouvemens heurter contre le bois du pied du lit, mais qu'elle s'élève au-dessus.

La machine ainsi placée sans trop appuyer en haut contre les muscles de la cuisse, conserve assez de jeu pour permettre au malade de se remuer et même de s'asseoir. A la campagne, où ordinairement l'on n'a pas de matelas, on y supplée par la paillasse qu'on dispose comme nous venons de le dire.

Tel est l'appareil requis pour les fractures transversales à la partie inférieure de la cuisse, lequel peut encore suffire pour celles de sa partie supérieure, pourvu qu'elles ne soient pas trop près du grand trochanter, et même pour des fractures légérement obliques dans le bas de la cuisse. Les fractures compliquées ne font aucune exception ; jamais

---

(11) On comprend bien ce que l'auteur veut dire, mais il paroit difficile de suivre son procédé ; en effet un corps mou tel qu'un matelas cédera bientôt à la pression, et la planchette supportera tout le membre ; au reste, M. Sauter n'allègue aucun motif sur l'absolue nécessité de faire partager ainsi le poids de la planche.

on n'a besoin d'une attelle ou d'un bandage
qui recouvre le membre, lequel doit toujours rester à découvert et être constamment
dans le cas de recevoir les applications convenables.

Les fractures très-obliques du fémur dans
quelqu'endroit qu'elles aient lieu, exigent une
modification dans l'appareil, modification
dont on va parler en traitant des fractures
du col du fémur. Dans ces fractures, dont
l'obliquité est très-grande, il faut avoir soin
de maintenir une extension suffisante, et si
l'un des fragmens s'écarte et qu'on ne puisse
le maintenir par l'extension, il faut le faire
par les bandes de direction, comme on l'a
dit pour les fractures de la jambe.

FRACTURES DU COL DU FÉMUR.

Parmi les auteurs modernes qui ont proposé
les meilleures méthodes et les machines les
plus efficaces pour le traitement des fractures
du col du fémur, il faut citer surtout Desault,
Brunings-Hausen, Boyer et Hagendorn. Le
principe fondamental que Desault mit le
premier en avant, sur lequel tous les autres

fondérent leurs méthodes, et qu'il ne faut jamais perdre de vue dans le traitement dont
il s'agit, c'est que le bassin, la cuisse et la
jambe ne doivent former qu'une seule et
même pièce immobile, jusqu'à la consolidation de la fracture.

La meilleure méthode sera donc celle qui,
tout en permettant une extension continuée,
remplira le mieux cette condition, et qui, en
même tems, procurera au malade la position
la plus supportable.

Boyer à démontré l'insuffisance de l'attelle
de Desault (12).

---

(12) M. Sauter paroît ignorer que, malgré tous
les argumens du célèbre Boyer, l'attelle de Desault
est bien loin d'être décréditée en France. Elle est
si simple, d'une application si facile, et elle a eu tant
de succès, qu'il sera difficile de la proscrire. La
machine que notre auteur lui substitue est compliquée, difficile à faire et à se procurer; de sorte que
pour qu'elle soit généralement adoptée, il faut que
nous voyons se réaliser les promesses qu'il nous fait.
Celle d'une position moins gênée et en quelque sorte
libre, suffiroit seule, pour faire passer sur tous ces
inconvéniens. L'expérience décidera sur ce sujet; et
dans une matière aussi importante, on s'empressera
de la consulter.

Hagendorn a indiqué les défauts de la méthode de Brunings-Hausen ; restent donc celles de Boyer et de Hagendorn.

La machine de Boyer paroît être, sans contredit, la meilleure de toutes celles connues jusqu'à présent ; mais elle réussira bien mieux pour les fractures obliques de la cuisse, que pour celles du col du fémur ; car on ne peut absolument pas admettre, qu'au moyen de cet appareil, le bassin, la cuisse et la jambe ne fassent qu'un seul et même tout parfaitement immobile ; elle laisse au contraire tout-à-fait libre le bassin, dont les mouvemens doivent agir d'une manière fâcheuse sur la fracture.

Le point de résistance pour l'extension de cette machine repose positivement dans le voisinage de la fracture, et même on peut dire sur le fragment inférieur : cependant la première condition pour la consolidation d'une fracture, c'est le contact et l'immobilité des fragmens ; or, comment l'espérer d'un appareil qui n'a aucune action sur le fragment supérieur ? Dans la fracture qui nous occupe, c'est le bassin qui doit être envisagé comme fragment supérieur et sur lequel il faut pouvoir agir.

Une courroie, qui, de la partie interne de la cuisse, ne touche du bassin que le seul ischion, est portée aussi haut que possible en dehors. Quelle que soit sa hauteur et son obliquité, c'est sur le grand trochanter qu'elle agit : ainsi, une force quelconque qui agira de bas en haut sur la partie externe de cette courroie, comme la machine de Boyer le fait, ne peut développer son action autrement que sur le fémur seul et ne répond pas au but qu'on se propose.

La machine de Boyer ne remplit donc pas la condition immédiate pour la guérison de cette fracture (13).

Hagendorn assujettit à l'extrémité saine une longue et forte attelle de bois, qui s'étend du grand trochanter jusqu'à la plante du pied. Au bas de cette attelle on fixe solidement une planche en travers à laquelle on attache les deux pieds.

---

(13) Mais si cette machine ne remplit pas la condition essentielle, comment notre auteur expliquera-t-il les succès nombreux qu'elle a eu et qu'elle aura toujours entre des mains habiles !

Ce procédé a quelqu'avantage sur celui de Brunings-Hausen; mais on peut lui faire le même reproche quant à la position pénible. Il faut toujours que le malade reste couché et étendu pendant tout le tems de la cure, dans une position uniforme et immobile, avec les deux extrémités inférieures fixées sur un point. Il est même permis de douter que le bassin soit suffisamment fixé par cette méthode; d'ailleurs Hagendorn n'annonce pas qu'il ait traité et guéri des fractures de ce genre.

Il nous dit, dans sa préface, que le malade peut se soulever et un peu se tourner; mais qu'on imagine le bassin libre ou à peu près, (car il n'est assujetti qu'avec une simple bande de toile), et que pendant que les deux cuisses sont fixées sur un même point, on se penche de côté, ou on se tourne légérement: on verra bien évidemment que ce mouvement agira sur la fracture, il n'y aura plus d'ensemble, et le bassin considéré comme fragment supérieur, changera ses rapports dans chaque mouvement avec la cuisse, puisque celle-ci, comme fragment inférieur, doit dans cet appareil, nécessairement rester immobile.

M. Sauter eut, en février 1810, occasion

de mettre en pratique ses idées sur le traitement dont il s'agit. Il en espéroit le plus heureux résultat, croyant, au moyen de deux forts ressorts d'acier assujettis solidement, d'un côté autour du bassin et de l'autre à sa machine mobile, avoir suffisamment fixé le bassin sur la cuisse; mais il fut trompé dans son attente.

» Si j'avais, dit-il, écrit et recommandé
» ce moyen, sans en avoir auparavant
» fait usage, j'aurois induit le public en
» erreur, et je me serois fait illusion à
» moi-même. Combien cela ne doit-il pas
» arriver souvent avec les nouvelles décou-
» vertes ».

La fracture de col du fémur sur laquelle nôtre auteur put éprouver et perfectionner sa méthode, arriva par l'effet d'une chûte sur le grand trochanter, à un homme corpulent, âgé de soixante-dix-huit ans. La fracture étoit évidente et nullement douteuse; raccourcissement du membre d'environ deux pouces, rotation en dehors quand on l'abandonnoit, facile réduction dans sa bonne position et dans sa longueur, enfin, crépitation non-équivoque, etc.

Il corrigea et changea tellement son procédé, qu'il atteignît enfin le but désiré. Il
eut la satisfaction après seize semaines, de
trouver la fracture consolidée ; le malade
apprit insensiblement à marcher, à soulever
la cuisse et à la tourner facilement dans tous
les sens. Le membre ne s'est trouvé racourci
que d'une à deux lignes ; *le malade ne s'est
jamais plaint, pendant ces quatre mois,
que sa position fut pénible ;* il avoit la cuisse
saine libre, pouvoit se remuer dans le lit en
haut, en bas, de tous les côtés, et il lui fut
même permis de s'asseoir à moitié ; il n'accusa
jamais la machine de le blesser nulle part ;
seulement la courroie interne l'incommoda
un peu, parce qu'elle étoit faite de toile trop
grossière ce qui occasionna une excoriation ; laquelle fut promptement guérie,
attendu que la courroie pouvoit être déta-
chée et remise en position sans aucun inconvénient.

La machine décrite pour la fracture de la
cuisse est nécessaire pour celle du col ; mais
au lieu des deux bandes qui partent de sa
partie supérieure pour entourer le bassin, on
leur substitue un morceau de fer-blanc fig. 6

Pl. V, qu'on cloue solidement comme le représente la fig. 7. Cette pièce de fer-blanc, quoique forte, doit permettre cependant qu'on lui donne les courbures convenables; sa grandeur figurée dans la planche, est calculée d'après l'échelle de proportion suivant laquelle le reste de la machine est fait, de sorte que ses dimentions peuvent être exactement mesurées avec le compas.

On trouvera dans l'explication des planches qui accompagnent cet ouvrage, une description plus détaillée de cette pièce.

Chaque côté du corps exige, comme on le comprend aisément, une pièce qui lui soit propre. La fig. 6 représente celle du côté gauche, vue par sa face externe, et la fig. 7 représente celle du droit.

Lorsque cette pièce de fer-blanc est clouée à la partie supérieure de la planchette conformément à la fig. 7, on lui donne les inflexions nécessaires pour qu'elle s'adapte exactement à la forme du bassin et qu'elle se moule sur la convexité de la fesse qui en est en partie couverte.

La partie C, fig. 6 doit être recourbée sur la hanche et sur le grand trochanter, comme on le voit à la fig. 7. C. et la partie *b*, fig. 6,

qui correspond au dos doit avoir aussi une
légère courbure ; en un mot, on forge cette
pièce de fer-blanc, jusqu'à ce qu'elle rem-
plisse les conditions requises, ensuite on
fait rembourer sa face interne en assujettissant
qui enveloppe ce rembourage au moyen des
trous pratiqués au fer-blanc. A l'extrémité de
la partie qui correspond au dos, ainsi qu'à l'extrémité supérieure et externe de celle qui
correspond à la hanche, l'on cout une bande
longue d'une aune, et l'on en cloue un autre
qui doit être doublée et longue à peu
près d'une demi-aune, à la surface inférieure
de la planche vers l'échancrure E, fig. V.
A cette même échancrure qui arcboute contre
la tubérosité de l'ischion, l'on ajuste, comme
pour les fractures de la cuisse, un matelas
de crin, sur lequel on conduira la bande
ci-dessus.

La machine ainsi préparée sera placée sous
le malade, en ayant soin que l'échancrure,
rembourée de la planchette, arcboute convenablement contre la tubérosité ischiatique,
et que la planchette soit, d'ailleurs, garnie
de sachets de balle d'avoine. Ensuite on appliquera la bande d'extension, conformément

à la fig. 2 de la Pl. IV, en donnant au membre une position horizontale sur la planche; puis on conduira la bande clouée à l'échancrure *E*, fig. 5, Pl. V, du côté interne de la cuisse entre celle-ci et les parties génitales, vers l'agraffe *d* fig. 7, Pl. V, placée à l'extrémité supérieure de la pièce de fer-blanc qui répond à la hanche, où on l'y assujettira convenablement; enfin on confiera à un aide la bande d'extension, sur laquelle on fera tirer aussi fortement que le chirurgien le jugera nécessaire, pour amener le membre à sa longueur convenable. En même tems le chirurgien tournera tout le membre pour lui donner sa direction naturelle et mettre en rapport le col du fémur avec sa tête; après quoi il fera assujettir fortement la bande d'extension; il garnira de remplissage les endroits vides près du grand trochanter; il conduira la bande de la pièce de fer-blanc qui correspond au dos, sur l'os des Iles du côté opposé, pour la fixer à l'agraffe *E. F. I.* Il fera passer également la bande clouée à la partie supérieure de la pièce coxale, par-dessus la région pubienne, pour la ramener sur la hanche opposée et sous le sacrum, et la fixer à la même agraffe (*E. F. I.*) où il l'assujettira en la serrant fortement.

L'appareil ainsi disposé on rendra la machine mobile en l'élevant comme dans la fracture de la cuisse, ayant soin que sa partie supérieure repose encore suffisamment sur le lit, et que les cordes qui s'y trouvent ne soient pas trop fortement tendues ; et l'on fléchira un peu le genou, comme dans la fracture de la cuisse.

Tandis que la jambe fléchit par l'action des cordes du milieu qui correspondent au genou, tout le membre se trouve dans une extension plus forte, qui deviendroit nuisible si elle n'étoit pas nécessaire, aussi faut-il faire attention à l'état de la bande d'extension, afin qu'au besoin on puisse la desserrer un peu. On finit par examiner le sous-cuisse fixé à l'agraffe *d*, fig. 7, pour voir s'il appuie convenablement et l'application de l'appareil se trouve terminée.

Dans cette espèce de fractures, ainsi que dans les fractures très-obliques de la cuisse, comme il est nécessaire que l'extension continuée soit très-forte, il peut se

faire que la compression de la bande d'extension devienne pénible, dans ce cas on en-
veloppera d'abord le pied et la jambe jusqu'au
dessus du genou avec une bande roulée ou
un bas lacé, auquel on coudra de chaque
côté vers le haut, un bout de bande qu'on
repliera sur elle-même pour la ramener jusqu'au sous-pied et alléger ainsi l'effort de la
bande d'extension principale.

Le lit sera de même que pour les fractures de la cuisse. Le traitement ultérieur
n'exige autre chose si non que d'examiner
attentivement si le membre conserve la position qu'on lui a donnée, et si, mesuré de
l'épine antérieure et supérieure de l'os des
iles, il a toujours la longueur et la forme
de l'extrémité saine, ce qui, sans rien déranger à l'appareil, peut se faire facilement,
Si l'on voit une différence sensible, on y
remédie aisément par une extension plus
forte, au moyen de la bande d'extension et
de ses auxiliaires.

Il faut surtout bien faire attention au sous-
cuisse et le détacher tous les trois ou quatre
jours, afin d'examiner si la pression ne
blesse pas la peau, et si les compresses n'ont

pas besoin d'être changées. Pour détacher
cette bande il faut prendre les précautions
suivantes. La première fois on la tire douce-
ment de dessous la bande de la hanche, ce
qui ne sera plus nécessaire ensuite, puisqu'elle sera attachée par-dessus. On examine si la machine soutient exactement tout
le membre, et si toutes les bandes sont
bien tendues. Dans ce cas le relâchement
de cette bande ne changera rien à la position du membre, et l'on peut la détacher
momentanément, aussi souvent qu'on le
trouvera nécessaire, avantage qu'on n'a pas
avec la machine de Boyer, lorsque son sous-
cuisse produit une excoriation, puisque la
contr'extension repose toute entière sur
cette courroie. Il n'est, rigoureusement par-
lant, pas nécessaire de changer l'appareil
jusqu'à la guérison, la machine même ne
doit jamais, et en aucun cas, être enlevée;
on ne détache et corrige que partiellement
ce qui en a besoin : la chose est facile,
puisque l'on peut toujours ôter une bande
seule et la remplacer, sans que, pour cela,
l'appareil se relâche.

Il ne faut jamais se hasarder à abandonner

trop promptement l'appareil. Sauter conseille
de ne pas le faire avant dix semaines ; en effet
il vaut mieux le garder une semaine de plus
que de s'exposer en le quittant huit jours
trop tôt.

Par ce moyen on a satisfait d'une manière
assez parfaite à toutes les conditions qui sont
indispensables pour la guérison des fractures
du col du fémur. Le bassin est assujetti et
ne forme qu'un seul et même tout avec le
membre fracturé. La position mobile du
membre, non-seulement soulage la situation
du malade, mais encore contribue puissam-
ment à l'union intime du bassin avec la cuisse,
car les mouvemens du corps ne peuvent agir
d'une manière fâcheuse sur ceux de la cuisse,
puisqu'elle les suit sans secousses et sans
effort ; ce qui seroit plus ou moins à
craindre, si la cuisse étoit immobile,
quelque fut d'ailleurs la solidité de l'appareil.
L'extrémité saine et libre peut, sans inconvénient, être prudemment remuée, et le
malade peut aussi se mouvoir davantage qu'a-
vec toute autre méthode : il faut cependant
à cet égard recommander de la circonspection,
et prévenir tout abus en ce genre.

FRACTURES DES EXTRÉMITÉS SUPÉRIEURES.

Si les fractures des extrémités supérieures sont simples, il faut les soigner par la méthode accoutumée, afin de ne pas retenir le malade au lit; mais si elles sont compliquées et si l'appareil à attelles devient incommode, on peut les traiter par la nouvelle méthode avec le plus grand avantage; celles de l'avant-bras et de la moitié inférieure du bras seront traitées avec le même appareil. La machine elle-même ne consiste que dans une planche de sapin de vingt - deux pouces de longueur sur dix de largeur, percée de quatre trous pour le passage des cordes. On la place avec son sachet de balle d'avoine sous le bras fracturé, de manière qu'il y repose et y soit soutenu dans toute son étendue.

Après avoir examiné la fracture et déterminé la direction à donner aux bandelettes, on procède à la réduction; et pour les fractures transversales on se contente de bandes d'extension, comme l'indique la fig. 2, *C. d. E.*;

de la Pl. H , mais les fractures obliques exigent une extension continuée. Si la fracture oblique est à l'avant-bras , l'on fléchit l'articulation du coude à angle droit, l'on applique autour du poignet la bande d'extension que l'on fixe à une vis au devant de la main, et la bande de contr'extension est placée derrière le coude , de telle sorte qu'elle puisse être conduite à une vis et y être fixée en dehors et en haut.

Pour maintenir le membre dans cet état de flexion , on place une bande à la moitié supérieure du bras , et on la conduit ensuite à une vis , à la partie interne de la planchette.

On applique aux environs de la fracture les bandelettes de direction nécessaire , jusqu'à ce que le membre soit convenablement assujetti ; pour cet effet, deux bandes seules sont nécessaires , l'une qui tire en dedans et l'autre en dehors, tout le reste peut se concevoir aisément , si l'on a compris ce qui a été dit pour les fractures de la jambe.

S'il existe à la moitié inférieure de l'humérus, une fracture oblique et compliquée qui exige une forte extension , on choisit une planchette plus longue, on en coupe obliquement la partie supérieure et interne suivant la conformation latérale de la poitrine ; on garnit ce bord d'un coussinet matelassé , afin que la résistance soit opérée par la pression de la machine contre le corps. Dans des cas moins graves la planchette simple suffit.

Les fractures non compliquées du bras peuvent toujours être traitées avec l'appareil ordinaire, qui permet au malade de se promener. Les fractures compliquées de la moitié supérieure de l'humérus , surtout si elles sont en même tems obliques, donnent plus de peine. « Je n'ai pas eu l'occasion , » dit l'auteur, d'en traiter et d'éprouver ma » méthode à cet égard. »

Les fractures, même sans complication , lorsqu'elles sont voisines de l'articulation de l'épaule, admettent difficilement des attelles. Si elles sont obliques et surtout compliquées, le chirurgien est dans le plus grand embarras , cependant on atteindroit avec la machine le but desiré, aussi bien que dans les fractures du col du fémur, par un procédé qui feroit de l'omoplate de la poitrine et du bras, un seul et même tout , et qui communiqueroit à une machine de suspension sur laquelle le bras se reposeroit.

« Je me servirois dans un cas pareil , dit
» M. Sauter, d'une pièce de fer blanc ayant
» la forme du dos, que je clouerois à la
» partie supérieure de la planchette du cô é
» de la poitrine, que j'appliquerois de telle
» manière que l'épine de l'omoplate n'en
» souffrit que peu ou point, et que j'assu-
» jettirois avec des bandes. Au reste ,
» jusqu'à ce que l'expérience ait confirmé
» que ce moyen peut être applicable , je ne
» me hasarde pas de donner ici une descrip-
» tion plus détaillée de la figure de cette
» machine, et de la manière de l'appliquer.

REMARQUES GÉNÉRALES ET OBSER-VATIONS SUR CE QUI PRÉCÈDE.

Il faut rester fidèle à cette idée fondamentale, savoir : que la fracture de l'os et les lésions des parties molles, reclament, chacune un traitement particulier, auquel on pourvoit aisément par la méthode proposée, puisqu'elle offre la facilité de traiter à découvert les parties molles, en employant pour l'os fracturé l'appareil convenable, et en donnant au membre et au corps le plus de liberté et de mouvement possible. Cette base fondamentale admise, l'on peut, sans manquer le but, apporter différentes modifications à cette méthode, suivant l'idée du chirurgien (15).

---

(15) M. Mieg, l'auteur déjà cité de l'avis, imprimé à Bâle , et Chirurgien distingué , m'a envoyé le modèle d'une modification qu'il a imaginée. Son sous-pied avance ou recule au moyen d'une vis , de sorte que l'extension peut être graduée à volonté.

Ce qui ne changera que la forme et le mode d'application ; le mécanisme fondamental restant toujours le même. Celui qui aime la simplicité, et qui sait tirer parti des effets mécaniques simple, celui-là, dis-je, se contentera sûrement de la bande de toile. Elle a toujours suffi à l'auteur qui doute même s'il la changeroit contre la machine la plus ingénieuse et en apparence la plus commode. On ne doit pas choisir ce qui est dispendieux et compliqué, lorsque ce qui est simple et peu couteux atteint le même but. Si le cas arrivoit, ce qui doit être très-rare, que les parties molles eussent besoin d'être soutenues par un bandage, tel que la bande roulée, l'on peut alors avoir recours soit au bandage de Scultet, soit à un bas lacé.

Il se sert d'ailleurs pour la faire, d'une courroie rembourrée, que l'on serre ou relâche avec une boucle ; et au lieu de rainures à jour et des vis pour les bandelettes de direction, sa petite machine a de chaque côté, une verge métallique en forme de longue agraffe. Tous ces changemens, très-bons sans doute, n'ont cependant pas eu l'approbation de M. Sauter, qui insiste toujours pour qu'on veuille bien ne pas s'écarter de la simplicité de sa machine.

Quant à l'action musculaire, l'auteur a remarqué qu'elle offroit une différence sensible suivant le lieu de la fracture.

Dans les fractures qui avoisinent les articulations, surtout si elles sont compliquées et si la puissance qui les a déterminées n'a pas froissé les muscles de tout le membre, et jeté ces parties dans un certain degré de torpeur ; alors la force musculaire agit d'abord après l'accident par des contractions spasmodiques irrégulières, et s'oppose à la réduction, en entraînant le fragment intérieur tantôt d'un côté, tantôt de l'autre, etc. Dans des cas de ce genre, il faut, dès le premier moment, que le Chirurgien mette toute son attention à régler cette force musculaire, en employant l'extension et la contr'extension dans toute leur force.

Mais lorsque l'irritation aura cessé, et que les muscles seront rentrés, pour ainsi dire, dans leur état naturel, l'on aura moins à redouter la contraction musculaire, et l'on pourra, dès que les fragmens seront à peu près réunis par le cal, diminuer beaucoup le degré d'extension, et bientôt après imprimer au membre de légers mouvemens pour prévenir le danger de l'ankilose. Les fractures qui arrivent dans la partie moyenne de l'os, sont le plus souvent accompagnées du froissement des muscles, et l'expérience prouve, que lorsque la fibre musculaire est fortement contuse, elle tombe dans un certain degré de torpeur qui diminue sa contractibilité, aussi dans ces cas, la réduction est ordinairement facile, et l'on peut sans peine, dans les premiers tems maintenir le membre dans sa rectitude; mais dès que les muscles reprennent leur énergie, il se manifeste tout à coup un accroissement d'action musculaire qui devient irréguliére parce que les antagonistes restent souvent dans l'inaction, de sorte que l'équilibre n'existe plus; le membre commence seulement alors à manifester sa tendance à se courber, ce qui est d'autant plus fâcheux, que cela arrive souvent au moment ou le Chirurgien n'est plus sur ses gardes, et ou il croit à la guérison; il sera donc très-prudent de laisser l'appareil en place jusqu'à la consolidation la plus parfaite des os.

Dans les fractures comminutives, où communément on a recours à l'amputation,

et où l'on craindroit l'insuffisance de la nouvelle méthode , l'auteur conseille le traitement des Arabes , joint à sa machine de
suspension.

Alors on fait sur la planchette une forme
en plâtre , qui puisse s'adapter au membre
lézé, on y pratique des trous de même qu'à la
planchette, afin que les fluides puissent s'écou-
ler; l'on place le membre dans cette forme , en
mettant autant que possible , les fragmens en
rapport et dans leur position naturelle. On coule
également du plâtre sur la moitié supérieure
du membre qui n'en est pas encore recou-
verte , en divisant cette partie en trois ou
quatre morceaux suivant sa longueur , afin
que s'il est nécessaire , l'un ou l'autre de
ces morceaux puisse, à volonté , être enlevé
momentanément pour faire les pansemens.

Dans les fractures de la cuisse , où la
flexion du genou est nécessaire , il ne faut
pas perdre de vue , que la ligne devient de
plus en plus longue à mesure que la flexion
augmente, et que par là , on agit extensi-
vement sur la cuisse.

Les bandelettes de direction qui sont conduites sous le membre et fixée de côté à une
vis, servent à assujettir et à diriger le membre

dans tel ou tel sens, et forment un point essentiel de la méthode. Sans elles on seroit le plus souvent fort embarrassé. L'auteur assure n'avoir jamais observé, qu'elles suspendissent ou génassent la circulation, comme on pourroit peut-être le supposer, parce que la pression de ces bandelettes n'agit point circulairement autour du membre, mais seulement sur l'une de ses moitiés.

En général, la force avec laquelle ces bandelettes doivent agir est rarement considérable ; le plus souvent une pression très-légère est suffisante. Ce n'est que dans les fractures obliques très-considérables, ou lorsque les muscles d'un côté entraînent violemment le fragment inférieur, qu'il est souvent nécessaire de serrer fortement ces liens, et cependant l'on verra qu'on peut le faire impunément.

On ne s'étendra point ici sur la manière de traiter les différentes complications des fractures : il faut que le Chirurgien se conduise d'après les principes généraux de l'art et d'après les circonstances. Cependant l'auteur recommande beaucoup dans la plupart de ces cas, les fomentations vineuses et aromatiques

chaudes, employées de bonne heure et avec
assiduité ; il en a toujours retiré les avantages les plus marqnés.

M. Sauter termine son ouvrage en disant :
« Je désire avoir pu me faire bien com-
» prendre ; s'il en est ainsi, je suis convaicu,
» qu'à l'avenir , on bannira les attelles , et
» que l'on traitera et guérira par ma mé-
» thode, les fractures des extrémités, même
» les compliquées , avec autant de facilité
» que moi, et avec un grand soulagement
» pour les malades. »

EXPLICATION DES PLANCHES.

PLANCHE I.

FIGURE 1.re

LA fracture des os de la jambe qui donna tant de peine à notre auteur par la saillie réitérée de l'extrémité du fragment supérieur du tibia, et qui l'amena à inventer son ingénieux procédé.

FIG. 2.

La machine de suspension appliquée pour la jambe ; on voit l'appareil terminé et la manière dont l'auteur plaça la bande d'extension et celles de direction dans la fracture ci-dessus. (fig. 1.)

a. Le sous-pied.

b. La plaie causée par la sortie du fragment supérieur.

c. La bande d'extension qui, dans ce cas n'est attachée qu'au montant interne du sous-pied.

d. La bande de direction supérieure qui doit agir du même côté que la bande d'extension.

e. La bande de direction du milieu qui doit agir en sens contraire des deux précédentes, entraîner en même tems le fragment supérieur contre l'inférieur et les maintenir réunis.

f. Le bâton auquel les petites cordes sont assujetties.

F I G. 3.

La poulie qui peut être fixée au plafond au lieu de la vis, pour y passer les cordes supérieures, ce qui facilite davantage le mouvement horizontal de la machine.

F I G. 4.

Le nœud qui assujettit les cordes inférieures au bâton, afin qu'on puisse commodément leur donner la même longueur de chaque côté.

PLANCHE II.

FIG. 1.ᵉ

Une esquille d'os de grosseur naturelle, qui fut extraite d'une fracture compliquée de l'humérus, tout près du condyle interne.

FIG. 2.

La machine de suspension appliquée dans un cas de fracture compliquée du bras.

a. Une simple planchette de vingt - deux à vingt-quatre pouces de longueur sur dix à douze de largeur.

b. Le sachet de balle d'avoine.

c. La bande de direction inférieure.

d. La bande de direction du milieu qui agit en sens contraire de la précédente.

e. La bande de direction supérieure qui agit dans le même sens que la première ou inférieure. (Elle est ici mal représentée et ne doit pas s'attacher aussi en avant.)

f. Deux plaies près de l'articulation qui donnèrent issue à la grosse esquille. Fig. 1. (Le dessin ne représente pas le bras assez fléchi.)

PLANCHE III.

F I G. 1.re

Cette figure donne l'idée la plus simple des bandes de direction.

L'auteur, dans l'observation à la quelle appartient cette figure dit, qu'au vingtième jour de la fracture, qui n'avoit pas été traitée par sa méthode, l'action musculaire se réveillant tout-à-coup, entraînoit et courboit la jambe en dehors, de sorte qu'elle étoit concave dans sa partie latérale externe, et convexe de l'autre côté. Il lui fut facile, en employant son appareil et en serrant la bande moyenne *b.* de changer cette mauvaise direction.

F I G. 2.

Fracture oblique des os de la jambe, dont le fragment supérieur du tibia avoit percé les tégumens.

Lorsque l'auteur fut appelé il trouva le membre dans un assez mauvais appareil, très-engorgé, l'épiderme soulevé en ampoules, les fragmens osseux chevauchés, et vis-à-vis du fragment inférieur du péroné , une place noire très-large ; la sonde portée dans la plaie , pénétrait facilement jusqu'à cet endroit; et le fragment inférieur du tibia venoit de percer la peau. Malgré le déla-brement des parties molles, un épanchement sanguin considérable , et la tendance des fragmens à chevaucher , le malade traité suivant la méthode Sautérienne, put se lever au bout de deux mois. Il est à remarquer que l'auteur , éloigné de quatre lieues de ce malade, n'a pas pu le soigner assidûment , qu'il à dû se confier à un Chirurgien du voi-sinage , lequel avoit si peu d'intelligence , qu'il ne put saisir le mécanisme de cet appareil et qu'il laissa un peu chevaucher les fragmens ; aussi l'auteur avoue que le membre se trouva raccourci d'environ deux lignes.

A la fin de cette observation, l'auteur fait les réflexions suivantes.

« Je n'ai pas besoin de rappeler que ,
» dans ce cas , sans ma méthode, la con-
» servation du membre eut été très-difficile.
» En effet, comment en se servant d'attelles
» et de l'appareil ordinaire , auroit-on pu

» empêcher une supuration considérable que
» la quantité de sang extravasé rendait im-
» minente ? qu'auroit-on pu faire avec des
» attelles et les bandelettes de Scultet,
» lorsque déjà au troisième jour, les tégu-
» mens étoient couverts de phlyctaines ?
» qu'auroient produit les attelles avec une
» telle disposition au chevauchement des
» os ? Les attelles de Desault auroient
» elles atteint le but qu'on se proposoit si
» elles eussent eu quelqu'effet relativement
» au racourcissement ; auroient-elles levé
» les autres difficultés inséparables d'un
» appareil à attelles ? Les plaies ne seroient
» elles pas devenues plus considérables ?
» n'auroit-il pas fallu panser deux fois par
» jour, et pouvoit-on, sans crainte, avec
» une telle fracture ôter et remettre deux
» fois par jour son appareil ? le chevau-
» chement n'auroit-il pas eu lieu à chaque
» pansement, surtout lorsque les muscles
» auroient repris toute leur énergie ? qu'au-
» roient fait dans ce cas les attelles exten-
» sives les plus fortes ? On pourroit mul-
» tiplier les questions sur ce sujet, dont les
» réponses seront toutes à l'avantage de ma

» méthode ; avantage mis en évidence par
» la guérison aussi heureuse que prompte
» du cas dont il s'agit. »

F I G. 3.

Application des bandes dans le cas ci-dessus Fig. 2.

a. La bande d'extension.

b. Une bande de soutien , qui aide à l'extension , et qui entraîne en même-tems le fragment inférieur en dedans.

c. La bande de direction supérieure.

d. La bande de direction appliquée dans le voisinage de la fracture , pour agir en sens contraire des deux précédentes.

e. La plaie.

f. La bande de direction chargée de refouler le fragment inférieur qui faisoit saillie en avant. (Le dessin n'est pas exact , puisque les extrémités de la bande doivent être conduites de chaque côté du membre à travers les rainures de la planchette Fig. 1.re Pl. 5. et ramenées par dessous vers les côtés , pour y être assujetties à des vis.)

F I G. 4.

La jambe d'un jeune homme de vingt-
deux ans, après un traitement de dix semaines, qu'on pourroit plutôt appeler une
torture.

La jambe resta courbée comme il est
indiqué dans cette figure. Le malheureux,
à la douzième semaine, ayant essayé de
marcher, la fracture se renouvella et on
s'adressa à M. Sauter, lequel assure que,
dans le principe, la fracture étoit simple,
légère et transversale, que par les affreuses
manœuvres du Chirurgien, il s'établit un
ulcère considérable avec des fongosités, et
que le membre prit la conformation vicieuse
que l'on vient de voir. Avec la sonde on
trouvoit le tibia dénudé sous une épaisse
fongosité; la fracture, quoique mobile, ne
permettrait pas l'extension du membre en
ligne directe, et les muscles aussi fortement
contractés que des cordes tendues, entraî-
noient le pied en dehors. Qu'auroit fait ici,
dit l'auteur, tout autre espèce d'appareil
que le mien? à quoi auroit servi celui de
Desault, par exemple? Il falloit dans ce

cas, une compression d'un côté et une résistance de l'autre. Les attelles n'auroient pu remplir ce but, qu'en comprimant d'une manière fâcheuse la plaie et la tumeur *a*, *b*. fig. 4.

Déjà au troisième jour après l'emploi de l'appareil ; la jambe avoit repris la forme fig. 5. Pl. III, et au quatorzième elle étoit parfaitement droite. Les soins et les pansemens n'étoient qu'un jeu pour le malade et le Chirurgien. La gouge et le maillet firent justice de la pièce dénudée du tibia, et la plaie fut cicatrisée à la sixième semaine. A cette époque le malade commença de marcher, et il ne tarda pas de le faire fort bien. L'auteur rapporte que ce jeune homme eut à la troisième semaine un violent frisson accompagné de vomissemens bilieux; et il saisit cette occasion pour faire ressortir les avantages de sa méthode. On comprend en effet, que sans un appareil semblable, la commotion du frisson et des vomissemens, auroit été très-douloureuse et très-fâcheuse; on conçoit encore quelle différence cet infortuné dut éprouver entre les douceurs de notre appareil et l'état de torture où il avoit été pendant son premier traitement.

a. L'ulcère de cette jambe.

b. La tumeur dure et fongueuse , mais qui dans cette figure est représentée beaucoup trop petite.

F I G. 5.

L'application des bandes pour le cas ci-dessus.

a. b. c. Les bandes de direction.

d. Une bande de direction , qui aide en même-tems à l'extension.

e. La bande d'extension , qui est ici mal représentée ; elle devrait être comme dans fig. 2. *c.* de la 1.re Pl.

L'on voit ici bien clairement l'effet aussi simple qu'énergique des bandes *b. c.* qui agissent sans fatiguer en aucune manière la plaie et la tumeur *a. b.* de la fig. précédente.

P L A N C H E   I V.

F I G.   1.re

Fracture oblique du femur chez un vieillard de quatre-vingts ans , sujet à une violente toux et à une abondante expectoration.

Cet individu avoit eu depuis quelques années plusieurs ulcères à la jambe et des sacs variqueux très-considérables, qui s'étendoient du milieu de la cuisse jusqu'au pied. Ce fut sur lui que M. Sauter perfectionna son appareil, n'ayant pas pu parvenir, avant ces amendemens à maintenir en place le fragment supérieur de l'os qui s'écartoit, chevauchoit et menaçoit de percer la peau, à chaque accès de toux; mais du moment où la machine fut arrangée, comme on la voit à la fig. 2. de la Pl. IV. cet inconvénient cessa d'avoir lieu.

M. Sauter conserva des doutes sur la consolidation de la fracture, jusqu'à la huitième semaine, mais à ce terme ayant délié la bande extensive, le membre ne se raccourcit plus, et à la onzième semaine, cédant aux instantes sollicitations du malade, il le laissa sortir du lit. Les fragmens se trouvèrent alors réunis, et le malade put à volonté remuer le membre, cependant M. Sauter craignant que la réunion, au lieu d'être faite avec une substance osseuse, ne le fût qu'au moyen de parties molles, entoura la cuisse de cartons, soutenus d'un bandage roulé, défendit de se soutenir dessus, et re-

commanda le repos pendant quelque tems
encore, mais le malade ne tint point compté
de cet avis ; aussi, quelque jours après, on
vit que le membre s'étoit raccoufci de trois
à quatre lignes ; malgré cela la solidité de
la cuisse étoit suffisante pour permettre de
soulever toute l'extrémité, sans qu'il se ma-
nifesta aucun signe de flexion, à l'endroit
de la fracture, mais ce ne fut qu'au bout
de quatre mois que ce vieillard fut mis complètement sur pied. Avantage dont il ne
jouit pas long-tems, puisqu'il mourut un
mois après des suites d'une rétention d'urine.
A l'ouverture du cadavre, M. Sauter trouva
les fragmens réunis entr'eux, par une substance ligamento-cartilagineuse, assez solide
pour ne pouvoir les séparer, même en employant toute sa force, quoiqu'on aperçut
entr'eux un mouvement léger et obscur :
cependant il y parvint complètement à l'aide
d'une lame de couteau. Il reconnut que la
matière du cal étoit plus épaisse au bas de
la fracture, précisément dans l'endroit où
le bout du fragment supérieur avoit de la
tendance à s'écarter, qu'elle étoit plus mince
et plus dure dans la partie supérieure et

postérieure, de sorte que dans cet endroit la séparation en fut un peu plus difficile. Ce n'étoit pas encore une véritable ossification; y seroit-elle survenue avec le tems ? cela paroît vraisemblable à l'auteur ; cependant cette masse ligamento - cartilagineuse avoit offert assez de résistance pour supporter le poids du corps. Ce cas fait ressortir les avantages de la méthode Sautérienne, puisque ces espèces de fractures qui ne pouvoient être guéries par aucune des méthodes proposées jusqu'à présent, sans beaucoup de difficultés, et sans une position extrêmement pénible, peuvent l'être maintenant avec facilité et sans fatiguer le malade par l'immobilité de sa position. Ajoutons à cela que l'apparition de symptômes fâcheux, tels qu'une toux violente et continue, des vomissemens, etc. etc., ne peuvent pas même troubler la guérison lorsqu'on employe la nouvelle méthode, au lieu que, par l'appareil ordinaire, on peut redouter des accidens de cette nature.

Fig. 2.

La machine appliquée, pour la fracture du femur de l'observation précédente.

(Le dessin est mal exécuté. Il doit y avoir un sachet sous la cuisse, la bande *a.* n'est point assujettie à la partie supérieure et visible de la planchette. Les bandes *e. f. g. h.* qui ont été mises en usage dans le cas ci-dessus, et qui ne sont pas toujours nécessaires, paroissent ici envelopper le pourtour entier de la cuisse, au lieu qu'elles doivent passer par les rainures de la planchette *cc.* (fig. 5. Pl. V.), afin de fixer la cuisse avec cette planchette.

Fig. 3.

Fracture du tibia, vue par sa partie latérale interne

Fig. 4.

Fracture des deux os de la jambe, vue par devant.

Cette fracture, qui fait le sujet de la onzième observation de l'auteur, s'étendoit jusqu'à l'articulation du pied, et étoit com-

pliquée d'une violente contusion des tégumens, des tendons et des autres parties molles.
Un appareil sans attelles étoit, sans contredit,
dans ce cas, d'un très-grand avantage. La
bande d'extension, qui agit ici en ligne droite,
a une plus grande circonférence, afin de n'em-
brasser le pied que par le talon et le méta-
tarse, et de laisser son articulation tout à
fait libre : on l'assujettit aux deux montans
du sous-pied.

« Il faut avoir été soi-même, dit M. Sauter,
» témoin occulaire de la chose pour se faire
» une idée de la facilité et du peu de douleur
» qui ont accompagné la réduction et le
» pansement d'un cas pareil. » Les fragmens
furent réunis à la fin de la quatrième semaine,
et les craintes qu'on avoit pu concevoir, relativement à l'immobilité de l'articulation, se
dissipèrent par les mouvemens qu'on fit
exécuter chaque jour au pied, même avant
l'entière consolidation de la fracture, de
sorte que ce malade se rétablit parfaitement,
ne conservant de son accident qu'un peu
plus de grosseur dans les malléoles.

PLANCHE V.

FIGURE 1.ʳᵉ

a. La planchette pour la jambe.

b. Les trous pour le passage des cordes.

c. Les mortaises pour fixer le sous-pied.

d. Les longues rainures à jour pour le passage des bandelettes.

e. L'échancrure pour le talon.

FIG. 2.

Le sous-pied.

a. Les montans.

b. Les traverses.

c. Les tenons pour le fixer.

FIG. 3.

Le sous-pied mis en place.

FIG. 4.

La bande d'extension.

FIG. 5.

a. La planchette pour la cuisse.

b. Les bandes de fer à charnière.

c. Les rainures à jour pour le passage des bandes.

d. Les trous pour les cordes.

e. L'échancrure pour l'ischion.

f. L'extrémité pour la partie supérieure du fémur.

g. Entailles pour les bandes de fer à charnière, afin que la même planchette puisse servir pour les deux cuisses.

FIG. 6.

a. La pièce de fer-blanc, percée de ses trous.

b. La partie dorsale ou lombaire de cette pièce.

c. Sa partie coxale.

d. La partie inférieure que l'on cloue à la planchette.

e. L'agraffe supérieure pour la courroie interne de la cuisse.

f. L'agraffe inférieure pour les bandes du dos et des hanches.

g. Cette partie est doublée afin de lui donner plus de solidité.

F I G. 7.

La pièce de fer-blanc ci-dessus, réunie à
la planchette.

a. La planchette.

b. La partie dorsale de la pièce.

c. La partie coxale ou de la hanche, recourbée.

d. L'agraffe supérieure pour la courroie
interne de la cuisse.

e. L'agraffe inférieure.

f. La partie doublée, clouée à la planchette (16).

F I G. 8.

Cette figure devroit représenter la réunion
de la pièce de fer-blanc à la planchette, vue
de côté, et faire ressortir la courbure du
fer-blanc en dehors, là où doit se loger la
fesse ; mais elle a été mal rendue. Cependant
comme elle n'est destinée qu'à faire connoître la ligne recourbée de l'endroit marqué

---

(16) Cette partie paroît ici mal placée, elle doit être
placée en dedans et non en dehors de la planchette,
le texte est positif sur ce sujet.

b, peu importe l'obscurité du reste. La ligne est exacte d'après l'échelle de proportion. Si l'on tire de la planchette à droite et en haut une ligne droite, l'on trouve la profondeur de la courbure qu'on a donnée au fer-blanc, courbure qui doit être tout à fait subordonnée à la conformation du corps (17).

a. La planchette d'après la fig. 7, vue de champ et du côté droit.

b. La courbure du fer-blanc où repose la fesse.

L'échelle annexée à la Pl. V, a la longueur de trois pieds, mesure de Nuremberg (18); elle est partagée en trois parties d'un pied chacune. C'est d'après cette échelle que toutes les parties de la machine ont été exactement dessinées.

---

(17) Je n'ai pas trop bien compris, moi-même, ce que l'auteur veut dire dans ce paragraphe, mais d'après la description très-détaillée qui précède, je pense qu'on ne doit pas être embarrassé pour l'exécution de cette partie de l'appareil.

(18) Le pied de Nuremberg diffère peu de celui de France.

PLANCHE VI.

Cette planche représente l'instrument dont
M. Sauter se sert pour la ligature des polypes utérins : je crois que la Chirurgie
Françoise me saura gré de lui faire connoître cet instrument, dont le journal de
chirurgie de M. Siebold a déjà fait men-
tion (19).

L'instrument dont M. Boucher de Lyon
se servoit pour la ligature des polypes, a
donné à M. Sauter l'idée d'y faire des cor-
rections considérables; de sorte que cet instrument ainsi corrigé, est devenu le plus
avantageux de tous ceux qu'on a imaginé
jusqu'à présent; outre cela il est commode,
simple, peu couteux et d'une application
facile.

Cet instrument est composé de deux
tiges de baleines, et d'un fil de soie, qui
traverse trente-huit petites boules pareilles
aux grains d'un chapelet : la planche VI re-

---

(19) Tome II page 420,

présente cet instrument et ses différentes pièces dans leur grosseur et leur forme naturelles.

La figure 1 fait voir un des conducteurs ou porte-nœuds, dont la longueur est de 9 pouces environ; l'échancrure de la partie supérieure de cette tige doit être assez grande pour que l'anse du fil puisse y glisser librement, et la fente qui termine cette échancrure ne doit être ni trop étroite, ni trop large afin que les porte-nœuds ne puissent s'échapper sans un certain degré de force, et qu'ils puissent cependant être séparés du fil sans employer un trop grand effort.

On conçoit qu'avec une substance aussi flexible et élastique que l'est la baleine, ces deux conditions peuvent très-facilement s'obtenir.

Le serre-nœud est composé de boulettes de bois, de corne, d'ivoire, etc. dont celles des extrémités sont percées de deux trous, afin que d'un côté l'on puisse nouer le fil d'une manière convenable et que de l'autre la ligature ayant coupé la base du polype, ses petites boules restent toujours enfilées et réunies : M. Sauter emploie les bouts de cornes de bœufs pour faire ces deux boulettes particulières; il recommande que celle de l'extrémité inférieure, soit un peu plus grosse que les autres et que les deux trous divergent assez pour que le nœud puisse se faire aisément entre deux; quant à la boulette supérieure, il faut que la partie qui regarde l'anse du fil, et qui appuie immédiatement sur le pédicule du polype soit plutôt tranchante qu'arrondie.

La fig. 2 indique l'application de l'instrument au moment où l'anse qui embrasse le pédicule du polype se trouve déjà un peu serrée.

A la description de son instrument, M. Sauter a joint quatre observations très-intéressantes de polypes utérins opérés suivant sa méthode; la quatrième est assez extraordinaire pour mériter qu'on la fasse connoître; on y verra d'ailleurs la manière de placer et de serrer la ligature d'après le procédé de l'auteur.

La femme d'Isaac Kuhn de Bellstadel, dans la Thurgovie supérieure, âgée de 35 ans; étoit depuis cinq ans exposée à des hémorrhagies utérines et dans les derniers tems à des rétentions d'urines et d'excrémens, qui plusieurs fois firent craindre pour sa vie ; une foule de médecins de toute espèce furent consultés, mais la maladie restoit inconnue ; comme il devînt nécessaire de vider la vessie au moyen de la sonde, l'on reconnut enfin que la rétention étoit occasionnée par une masse solide et volumineuse qui occupoit le petit bassin. Oswald de Sommeri, chirurgien aussi téméraire qu'ignorant, qui avoit soigné quelques fois cette malade dans ses rétentions d'urine, entrevit qu'en emportant ce corps solide et étranger, on obtiendroit une guérison radicale, il se détermina en conséquence à faire cette opération. Il crut réussir en introduisant de force la main dans la matrice pour saisir et arracher cette masse, et lorsque sa main fut introduite dans le vagin, il exhorta cette femme *à recommander son ame à Dieu ;* au même instant il fit plusieurs tentatives pour saisir cette masse afinde l'arracher ; heureusement qu'elles furent vaines, et la femme étant tombée en syncope, il fut forcé de l'abandonner. Cette infortunée lutta encore une année contre ses maux, éprouva pendant tout ce tems les spasmes les plus violens et des douleurs expulsives pareilles à celle de l'enfantement; enfin le Dr. Aepli, appelé en consultation, rétablit quelque calme dans les organes irrités, et soupçonnant à juste titre l'existence d'un polype, m'adressa cette malade.

Il n'étoit nullement facile après l'examen de porter un jugement précis sur cette masse, elle étoit poussée jusqu'au milieu du petit bassin où elle étoit fortement pressée; le ventre au-dessus du nombril étoit dur et gros comme celui d'une femme enceinte de sept mois, et on reconnoissoit distinctement la forme de la matrice; la malade étoit pâle exténuée à raison des fréquentes hémorrhagies, néanmoins elle avoit de l'apétit, et elle se trouvoit bien intérieurement, dès que les urines et les matières fécales étoient évacuées.

La tumeur étoit pyriforme et lisse, son diamètre alloit en croissant jusque dans la matrice, dont l'orifice avoit disparu. Dans l'exploration, la main entière faisoit le tour de ce polype, mais ne pouvoit pas en atteindre le pédicule.

La nature de la maladie étant suffisamment connue, M. Sauter l'opéra de la manière suivante. Après avoir passé l'anse de la ligature dans les trous de ses deux porte-nœuds de baleine, il porta ceux-ci réunis sur l'index de la main gauche, derrière et vers la partie supérieure du polype ; il en fixa un pendant qu'il conduisoit l'autre autour de la tumeur, jusqu'à sa partie antérieure ; puis il fit faire à celui qui étoit fixé, le même chemin du côté opposé, pour les réunir tous les deux en devant ; saisissant ensuite les bouts du cordon de soie, il refoula les boulettes jusqu'à ce que la supérieure atteignit les trous des deux porte-nœuds, qu'il continua de pousser en haut avec elles, jusqu'à ce qu'il s'aperçut que l'anse de la ligature embrassoit la base de la tumeur. Avant de retirer les porte-nœuds, il fit le nœud du chirurgien ; ce qui en pressant les boulettes contre l'anse de la ligature étrangla le pédicule, puis il retira les porte-nœuds et serra convenablement la ligature ; tout cela ne fut pour ainsi dire qu'un jeu pour le malade et le chirurgien, et le tout se fit sans douleur comme sans peine.

La hauteur de l'endroit lié étoit d'environ
dix pouces au-dessus de l'orifice du vagin
et les porte-nœuds après avoir été réunis
en devant étoient distinctement aperçus ,
dans le fond de la matrice au-dessus du
nombril. Le pédicule parut être passablement
épais, ce qui put être estimé par la longueur
du lien.

Les deux premiers jours après l'opération
furent bons, mais au troisième lorsque le
polype se tuméfia, il survint des douleurs
pareilles à celles de l'enfantement et l'urine
ainsi que les selles furent complètement supprimées. On serra la ligature autant que
possible, ce qui fut renouvellé chaque jour,
et l'on facilita la sortie des urines en re-
foulant en haut la masse polypeuse. Au
sixième jour, les phlyctènes survenues à la
tumeur par l'effet de sa mortification donnèrent beaucoup de matières glaireuses et
putrides; dès ce moment la malade se trouva
passablement. Une décoction de kina avec
de l'opium, fut continuellement prescrite,
et le polype devint tout à fait mou et flétri.
Au dixième jour la section fut complète,
mais le polype n'en demeura pas moins dans

le bassin, d'où M. Sauter fut obligé de l'extraire avec le forceps; et malgré qu'il eut diminué de volume à cause de sa putréfaction, il lui donna autant de peine que l'auroit pu faire une tête enclavée. Il est » probable, dit-il, qu'avant l'opération et » la tuméfaction qui en fut la suite, cette » masse auroit pesé une livre de plus. »

Par l'usage du kina et d'un régime restaurant, cette femme se remit très-promptement et complètement; enfin une année après, en juillet 1807, elle mit son premier enfant au monde, la mère et l'enfant sont bien, et cette femme se trouve de rechef grosse (en 1809).

NOTES

ADDITIONNELLES.

Le tems assez considérable qui s'est écoulé entre la traduction et l'impression de cette brochure, m'a souvent fourni l'occasion de faire, plusieurs fois, usage de la machine de M. Sauter. Les résultats que j'en ai obtenus, ont surpassé mes espérances; aussi ne puis-je assez la recommander.

En réfléchissant sur sa manière d'agir, chacun restera bientôt convaincu que cet appareil s'oppose mieux que tout autre, aux différens déplacemens d'un os fracturé et réduit. En effet, les bandes de directions empêchent parfaitement le déplacement *suivant l'épaisseur*, en agissant immédiatement sur le bout de l'os qui tendroit à changer de place. Par là on le refoule et on le maintient en position à volonté et sans peine; de plus on peut à chaque instant le surveiller. Il s'en faut que, sous ce rapport, les attelles

les mieux adaptées, puissent rendre le même service : ajoutons à cela que le membre, fixé sur une planche horizontale et rembourrée, est bien plus convenablement placé que celui qui est étendu sur un matelas de crin.

Le déplacement *suivant la longueur* est ici impossible, l'extension et la contr'exsion pouvant être maintenues et graduées à volonté, sans avoir besoin d'un appareil particulier.

Le déplacement, *suivant la direction et la circonférence*, peut encore moins avoir lieu, puisqu'on est maître de donner au fragment inférieur la position que l'on juge à propos, et qu'on peut avec la plus grande facilité, la modifier et la changer au besoin. Il est inutile de répéter que tous ces déplacemens ne peuvent s'opérer sans qu'on s'en aperçoive, qu'on est, sur le champ, à même d'y remédier, sans changer l'appareil, et que, dans ces cas, la récidive n'est guère possible.

Cette machine sur les avantages de laquelle il seroit superflu de s'étendre davantage, peut cependant être simplifiée, et le sera vraisemblablement : Le sous-pied, par exemple, qui est la partie la plus compliquée et la plus difficile à adapter à la planchette me paroit parfaitement inutile. On peut lui substituer une simple vis, un clou, ou une cheville de bois, puisqu'il ne sert qu'à fixer la bande d'extension de tel ou tel côté. Ces points d'appuis de la bande d'extension pouvant être portés à gauche, à droite, en haut, en bas, suivant le besoin, feront, je l'espère, disparoître ce sous-pieds, auquel M. Sauter à mis trop d'importance. Les rainures à jour peuvent être également supprimées et remplacées par des vis, des clous ou des chevilles. La machine n'en sera que plus simple, et d'une construction plus facile, puisque pour la faire et la monter on n'aura besoin que d'une petite planche, d'un perçoir, de quelques clous et de petites cordes : cela se trouve partout.

M. Sauter veut absolument que l'appareil pour les fractures de la cuisse et du col du fémur soit de deux pièces réunies par des charnières, afin de pouvoir fléchir, à volonté la jambe sur la cuisse. Les Anglais et les Allemands, séduits par les argumens exagérés de Pott, mettent, dans

les fractures des extrémités inférieures, toute
leur sollicitude à procurer la demi-flexion du
membre. Ils voyent de très-grands avantages
dans cette position, et s'en dissimulent les
inconvéniens. Mais les Chirurgiens François,
qui ont de très-bonnes raisons pour ne pas
adopter cette pratique ; et qui, dans les
fractures des extrémités inférieures, maintiennent la jambe et la cuisse sur un même
plan, ne tiendront point compte des pré-
tendus avantages de cette union à charnière ;
ils préféreront toujours que l'appareil entier
soit horizontal. C'est dans ce but, et pour
me rapprocher davantage de la simplicité et
de l'uniformité, que je voudrois mettre de
côté ces charnières, et n'employer jamais
qu'une planche pour les fractures du fémur,
comme pour celles de la jambe ; d'autant
mieux que l'augmentation, dans le degré
d'extension produit par la flexion de la planchette, n'est pas sans inconvénient lorsque
cette flexion n'est pas dirigée par quelqu'un
de très-intelligent, comme le prouvera l'observation suivante :

Gessler, aliéné, détenu au Champ-de-l'Air (19), âgé de cinquante-huit ans, se cassa le col du fémur en tombant sur le côté, dans la soirée du 1.er Janvier 1813. Ce ne fut que le surlendemain que l'appareil de M. Sauter put être appliqué. L'indocilité du malade, et dés circonstances particulières, dérangèrent plusieurs fois la machine. Une fois un de ses camarades la détacha complétement ; une autre fois le malade coupa lui-même les bandes ; enfin il trouvoit toujours quelqu'autre moyen de déranger et de relâcher ses liens de contr'extension. Pour obvier à cela, un de mes élèves, après avoir fixé

---

(19) C'est au Champ-de-l'Air, au-dessus de Lausanne, et dans une des plus belles expositions de la Suisse, qu'est situé l'hospice des aliénés du canton de Vaud. Grâce au zèle et aux rares connoissances de M. Rengger, placé à la tête de l'administration de nos secours publics, et digne organe d'un gouvernement paternel, cet établissement ne laisse rien à désirer sous tous les rapports au médecin philantrope; aussi a-t-il la satisfaction de voir qu'un grand nombre d'infortunés recouvrent leur raison, ou qu'au moins, leur état s'améliore chaque jour. M. le Dr. Perey ne contribue pas peu à ces heureux changemens, par les soins assidus et éclairés qu'il leur donne.

7

les bandes de manière qu'elles ne pussent
être dérangées que très-difficilement, tendit
les cordes du milieu de la machine afin de
fléchir le genou et d'augmenter l'extension.
Cette flexion, en apparence légère, agit
tellement sur la bande d'extension, que, dès
le lendemain, il y eut sur le coude-pied une
escarre large de deux pouces ; accident qui
n'auroit certainement point eu lieu sans cette
facilité à augmenter l'extension par la flexion
du genou. Dès ce moment je mis l'appareil
dans une position horizontale, et je puis dire
que tout n'en alla que mieux.

J'ajouterai à cette occasion que, malgré
ces divers contretems, l'obligation de trans-
porter le malade du Champ-de-l'Air à l'hospice, son état d'aliénation, et l'indispensable
nécessité de détacher chaque jour la bande
d'extension, pour panser l'altération du
coude-pied, le membre est cependant au-
jourd'hui, 7 Février, parfaitement de la
même longueur que l'autre, et sans rotation
du pied en dehors. Je dirai enfin que ce
malade ne s'est plaint que de l'état de gêne
où se trouvoit son pied, et quelques fois de
la pression de l'extrémité de la planche

contre la tubérosité ischiatique ; qu'il supporte maintenant son mal avec la plus grande résignation, et qu'ils se couche sur les côtés, se remue dans son lit, et s'assied sans inconvénient. Je n'ai point remarqué que la bande qui passe au pli de la cuisse fut incommode, elle n'est même que peu tendue ; car le point d'appui est essentiellement *contre l'ischion*, où vient arcbouter l'échancrure rembourrée de la planchette. L'expérience m'a prouvé que cet appareil n'étoit pas très-difficile à préparer et à appliquer, et qu'on en saisit parfaitement le mécanisme à l'aide de la description qu'en donne M. Sauter, et surtout par l'inspection des fig. 6 et 7, Pl. **V** ; la fig. 8 étant superflue. Jusqu'à présent, j'ai lieu de me féliciter d'avoir employé cet appareil ; qui remplit, comme on peut le voir, complétement les conditions essentielles ; c'est-à-dire de faire bien exactement un seul et même tout du bassin et de la cuisse, et de graduer à volonté l'extension continue, *sans trop gêner le malade.*

M. Sauter m'écrit sous la date du 2 Janvier : « J'ai traité, sur la fin de 1812 une fracture » du col du fémur, d'après ma méthode ; et

» la personne, âgée de soixante-seize ans,
» s'est guérie sans aucun raccourcissement.
» J'ai retrouvé, dans ce cas là, tous les nom-
» breux avantages indiqués dans mon ouvrage;
» mais j'ai remarqué en même tems que le
» fer-blanc de la Pl. V, fig. 6, à la partie
» dorsale *b*, pouvoit être prolongé avec succès
» jusqu'au-delà de la moitié de la hanche
» opposée, en lui donnant un légère incli-
» naison en en bas. »

Je dois prévenir le lecteur que la poulie au plafond, pour l'élévation de l'appareil, est une mauvaise idée. J'ai dû y renoncer, at- tendu que par ce moyen il est impossible de maintenir l'appareil dans une situation hori- zontale. M. Sauter est convenu avec moi de cet inconvénient de la poulie, et y a renoncé.

Les matelas tronqués, tels que je les ai indiqués dans la note 5, réussissent parfai- tement bien. M. le Docteur Rengger s'est em- pressé d'en faire faire de pareils pour nos malades à fractures des extrémités inférieures; et Gessler, dont j'espère la guérison sans aucun racourcissement de son extrémité est actuellement placé sur l'un d'eux.

M. Sauter a la satisfaction de voir ses prin- cipes généralement approuvés en Allemagne.

Les Professeurs en Chirurgie les plus célèbres, les universités les plus renommées, ont applaudi à son invention. Le Grand Duc de Francfort lui a envoyé la grande médaille du mérite. Le Grand Duc de Bade, son souverain, l'a nommé du conseil de Médecine, et a acheté deux cents exemplaires de son ouvrage pour les distribuer aux Officiers de santé de ses états. La Société de Médecine et de Physique, à Erlangue, s'est empressée, à cette occasion, de l'agréger au nombre de ses membres correspondans. M. Herbet, à Calsrouhe, a fait l'essai de la méthode Sauterrienne pour une fracture du col du fémur, et le malade, ainsi que le Chirurgien, en ont été parfaitement contens. Cet habile Chirurgien s'exprime ainsi à ce sujet, dans une lettre adressée à M. Sauter : » Il est impos-
» sible maintenant qu'on puisse traiter les
» fractures d'une manière plus simple que
» par votre méthode, car malgré cette sim-
» plicité toutes les indications sont remplies.
» Vous avez procuré à l'humanité et à la
» Chirurgie un très-grand bienfait. »

L'accueil flatteur que cet ouvrage à peine sorti de la presse, a mérité à son auteur,

*et le prix que les Souverains et les Savans
y attachent*, prouvent assez l'importance de
cette découverte. Pouvoit-elle, en effet,
paroître plus à propos qu'au moment où un
million de braves s'élancent dans les champs
de la gloire et de l'honneur; qu'au moment
où le bronze vomit dans leurs rangs ces pro-
jectiles terribles; et qu'au moment où tant
d'intéressantes victimes de leur dévouement
à la patrie implorent les secours de la Déesse
Hygie.

Puissé-je, en propageant cette découverte
par ma traduction, avoir contribué au soulagement de ces guerriers malheureux et
à celui de l'humanité.

F I N.

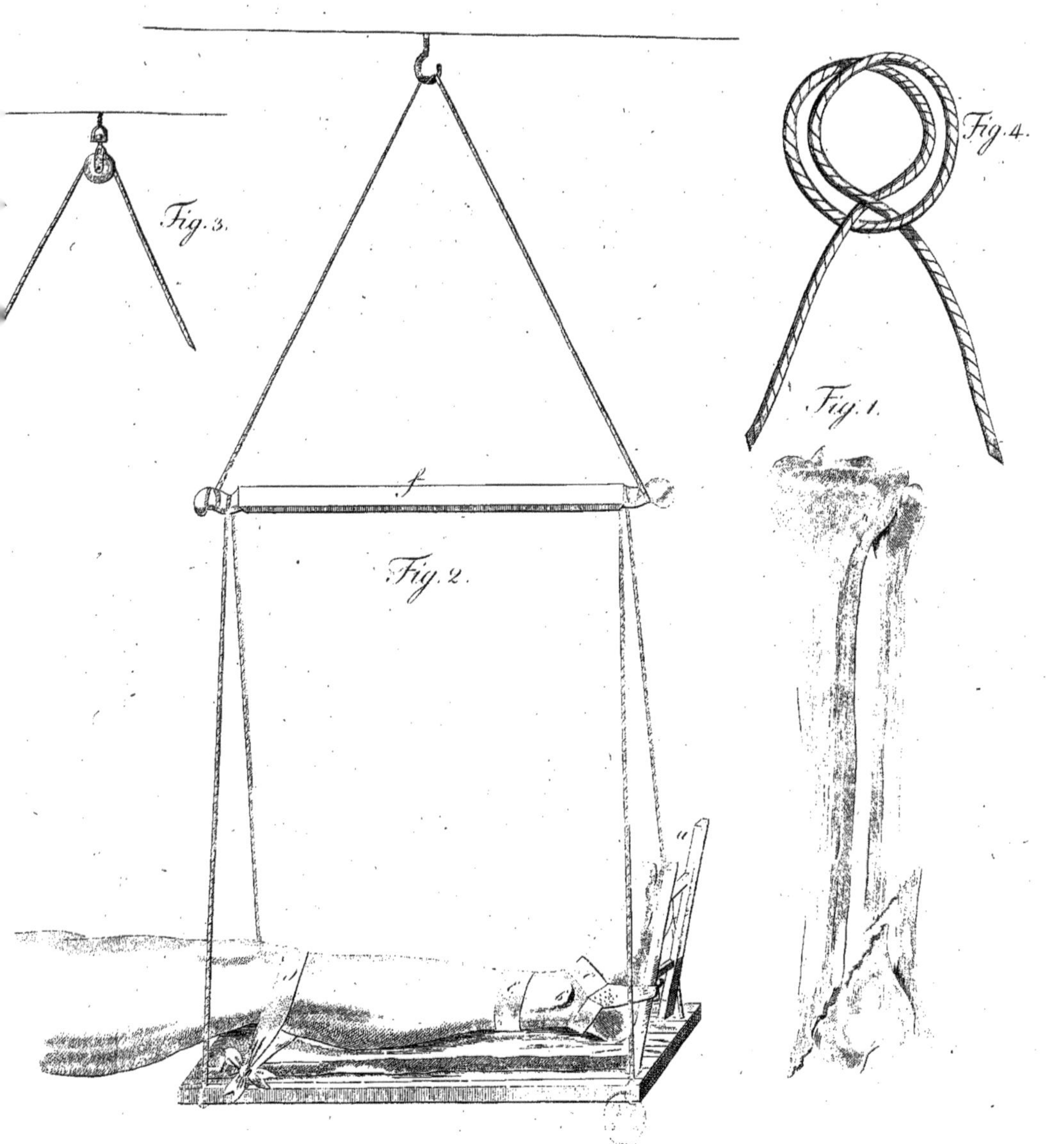
Fig. 3.
Fig. 4.
Fig. 2.
Fig. 1.

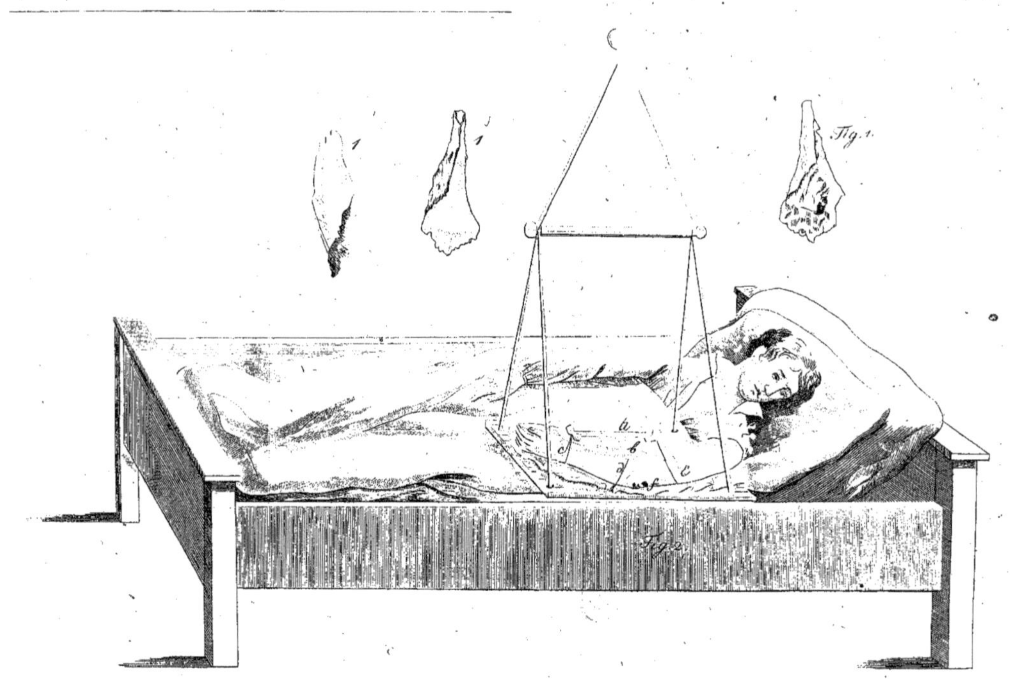

Fig.1.
Fig.2.

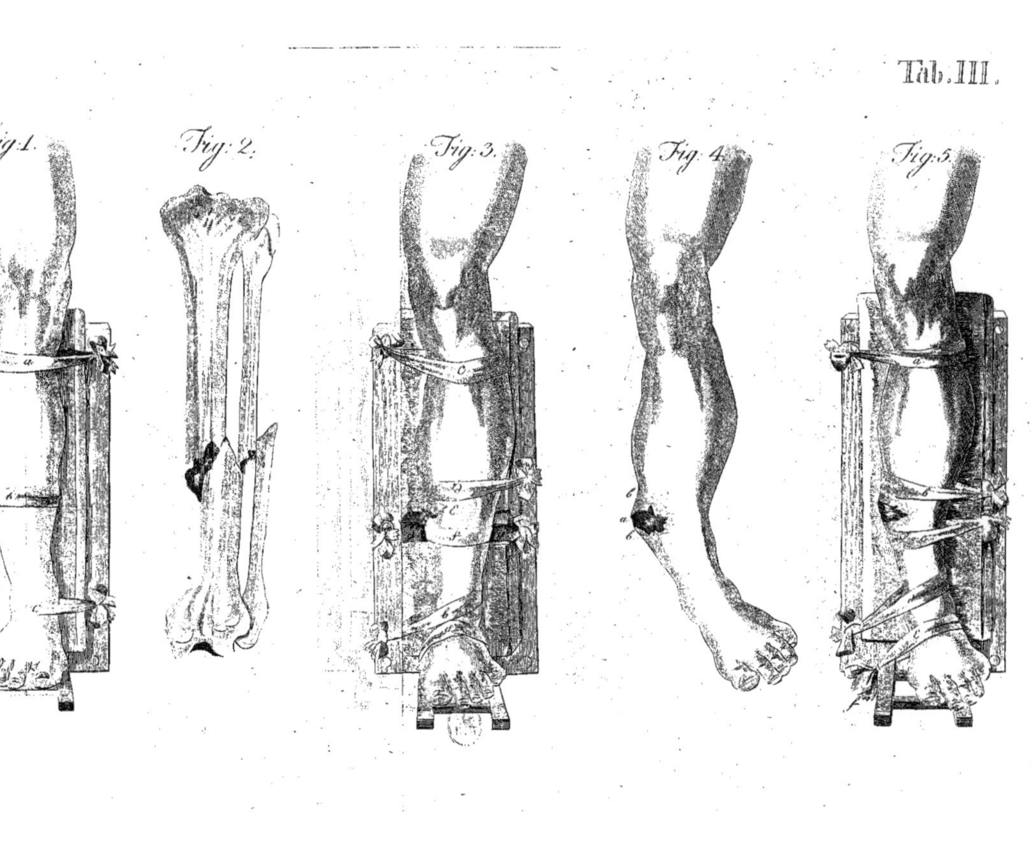

Tab. III.
Fig: 1.
Fig: 2.
Fig: 3.
Fig. 4.
Fig: 5.

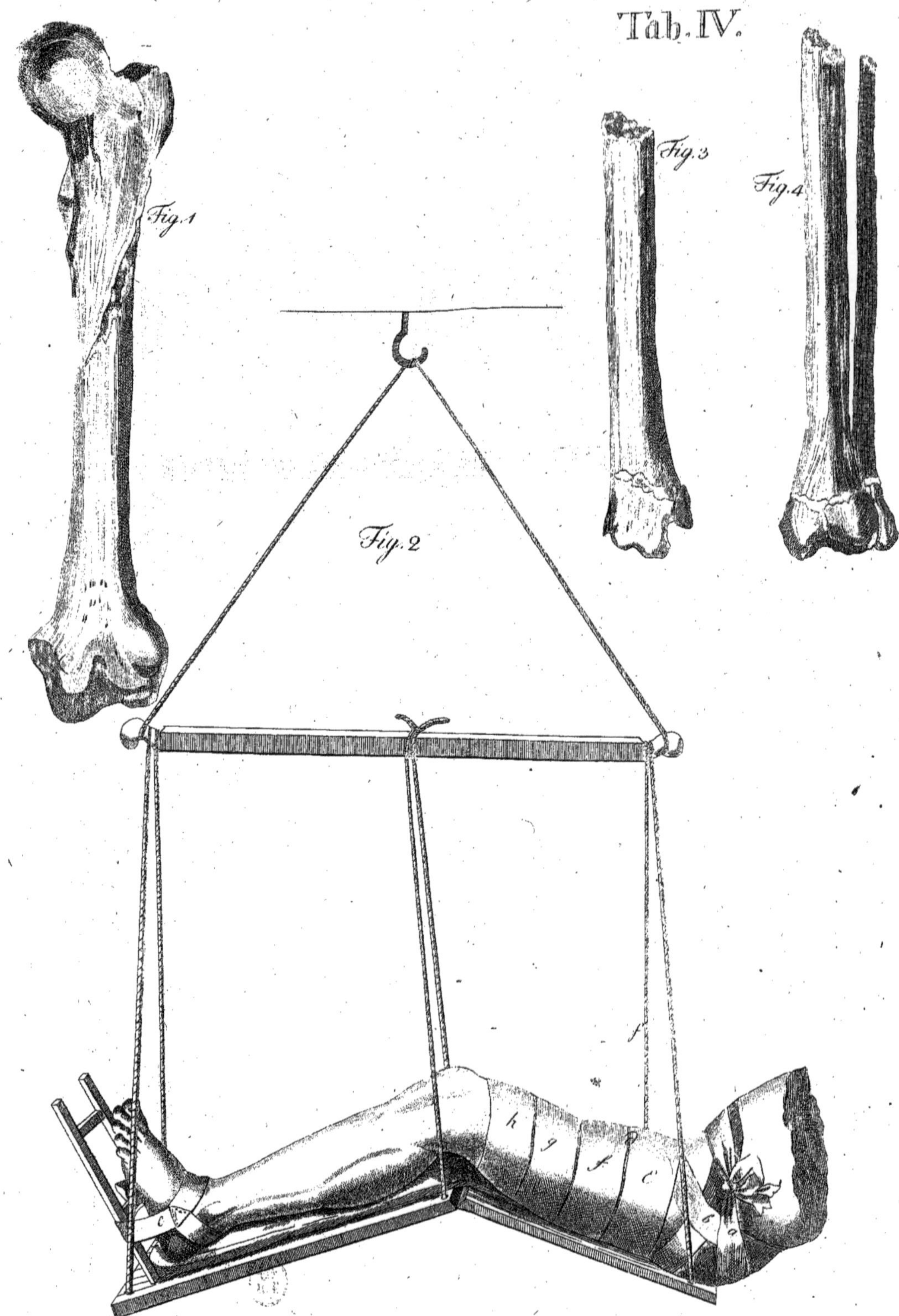

Tab. IV.
Fig. 1
Fig. 2
Fig. 3
Fig. 4

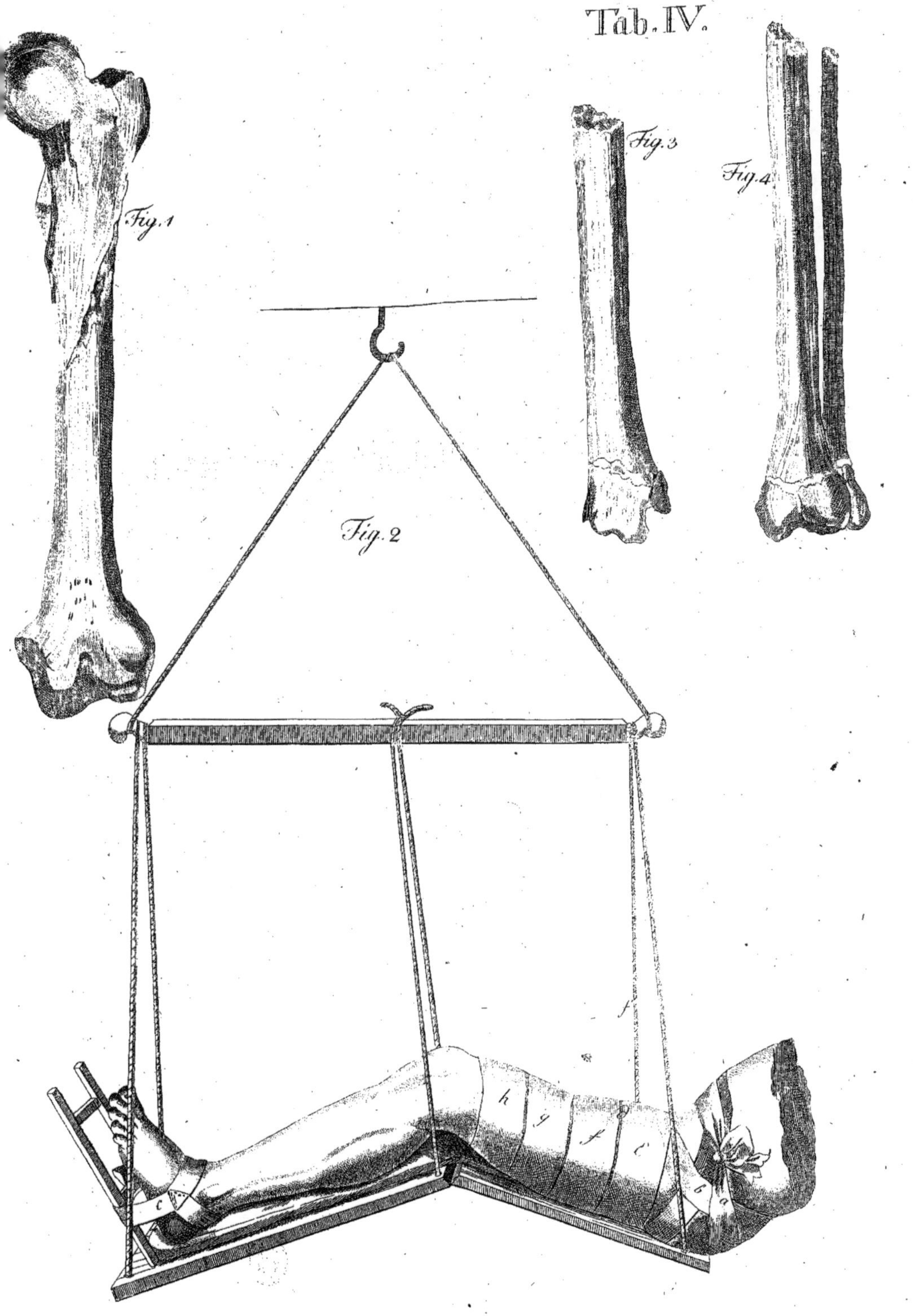

Tab. IV.
Fig. 1
Fig. 2
Fig. 3
Fig. 4

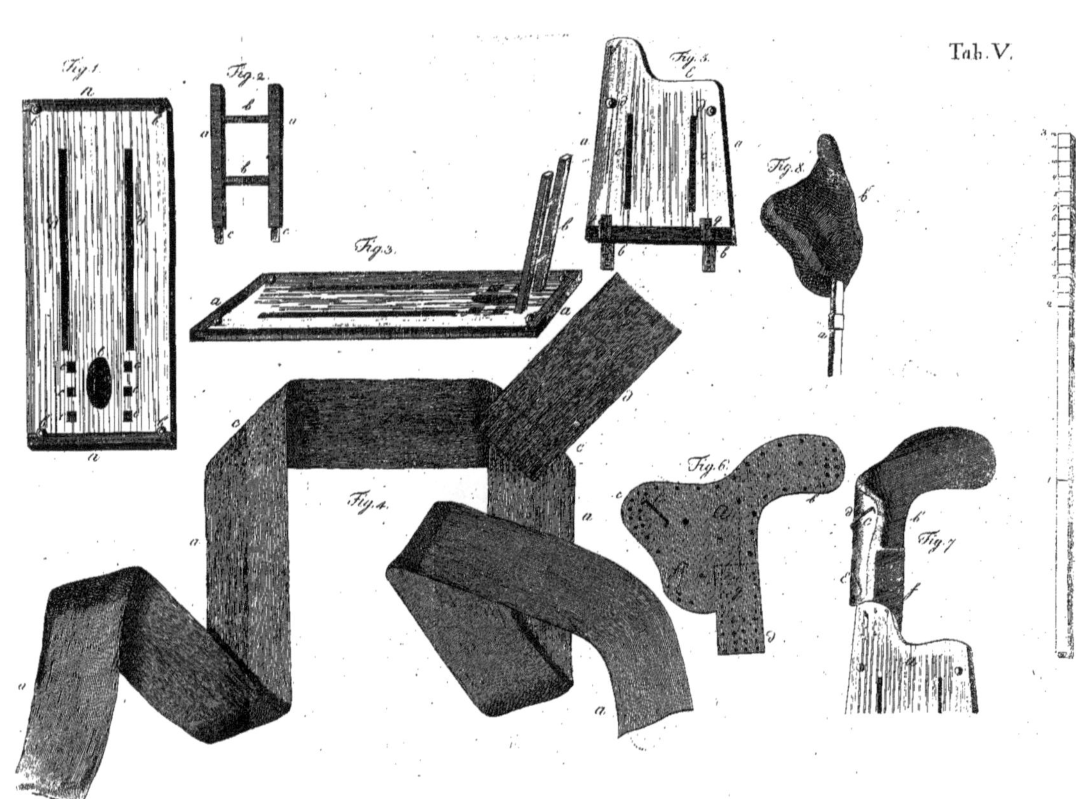

Tab. V.
Fig. 1.
Fig. 2.
Fig. 3.
Fig. 4.
Fig. 5.
Fig. 6.
Fig. 7.
Fig. 8.

Tab. VI.
Fig. 1 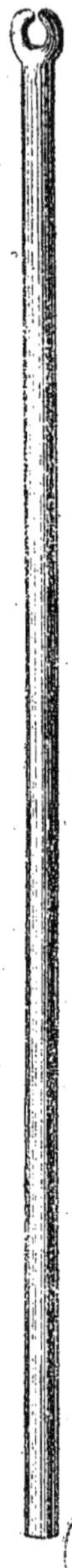
Fig. 2

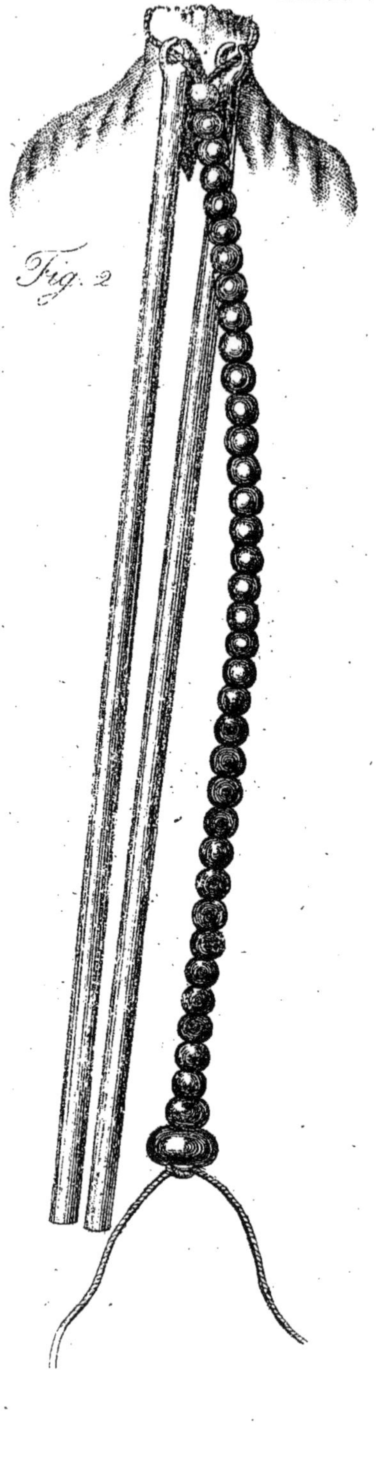